AUCH DER DARM HAT EIN GEHIRN

Sabrina Sue Daniels

wissenschaftliche Beratung
Prof. Dr. Peter Holzer

AUCH DER DARM HAT EIN GEHIRN

Warum die Darmmikroben der Schlüssel zu einem fitten Kopf sind

CHRISTIAN

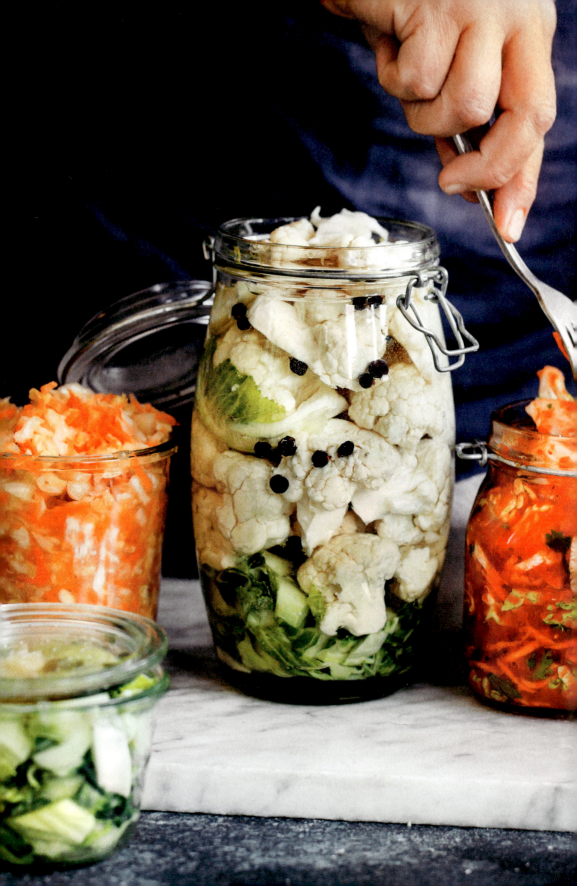

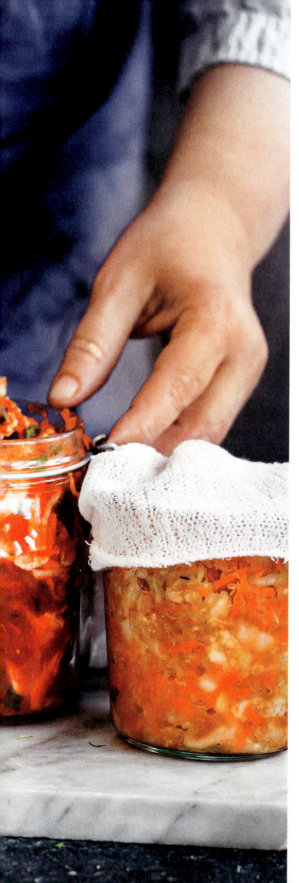

Inhalt

Vorwort 6

Theorie 9
Superheld Darmmikrobiom 10
Lieblingsessen: Ballaststoffe 13
Antibiotika schaden der Darm-WG 15
Unser Bauch denkt mit 18
Kurze Ketten machen gesund 24
Unsere Körperabwehr 26
Fast Food und Depressionen 27
Der Schmetterling im Kokon 30
Das Sterben im Gehirn 31
Ohne Ballast stockt's im Darm 32
13 gesunde Ernährungstipps 34
Top 10 Lebensmittel für den Darm 36

Frühstück 57

Salate und Suppen 81

Hauptgerichte 105

Brot, Kuchen und Desserts 137

Dips und andere Leckereien 167

Register 186
Quellenangaben 189
Dank 190
Impressum 191

Vorwort

Lebensmittelunverträglichkeiten waren um 1930 kaum verbreitet, geschweige denn bekannt. Ich kann mich nicht daran erinnern, dass meine Großmutter laktosefreie Milch oder gar glutenfreie Kekse zum Sonntagskaffee serviert hätte.

Erst mit Einzug von raffiniertem Zucker, hochindustriell verarbeiteten Lebensmitteln und der ständigen Verfügbarkeit von exotischen Früchten und Gemüsesorten entstanden auch Krankheiten (Zivilisationskrankheiten), die zur Schnelllebigkeit unserer Zeit passen.

Macht mich das Menü beim Fast-Food-Giganten doch nicht so glücklich, wie ich bisher gedacht habe, und welchen Einfluss hat es auf meine spätere Gesundheit?

Natürliche, unverarbeitete Lebensmittel, wie sie unsere Großeltern über Jahrzehnte und Jahrhunderte zu sich genommen haben, scheinen uns heutzutage nicht mehr hip genug zu sein. Gierig laufen wir jedem neuen Trend hinterher, in der Hoffnung, darin das Allheilmittel für unsere Gesundheit zu finden, und zwischendurch darf ein bisschen gesündigt werden. Aber leider ist aus dem »mal«, »nur heute«, und »das ist eine Ausnahme«, die Regel geworden. Die Industrie, Social Media und Co. machen es vor und wir machen es nach.

Jeden Tag werden Tausende, ach was sag ich, Millionen von Essen fotografiert, die Werbung überhäuft uns parallel mit neuen Produktinnovationen, die besonders lecker, knusprig, fluffig und cremig sind, und wir greifen dankbar zu. Man kann uns nicht vorwerfen, wir würden uns nicht mit Ernährung beschäftigen, das tun wir in der Tat, doch leider viel zu oberflächlich.

Über die Jahre haben wir gelernt, schneller, besser, höher ist das ersehnte Ziel. Einfach kann doch jeder, das ist langweilig. Wenn ein Burger nicht mindestens dreilagig ist, eine Pizza nicht den Käse im Rand versteckt und ein Donut mit doppelt Zuckerglasur und bunten Toppings lockt, sind viele nicht interessiert. Oma würde sich im Grab umdrehen.

Während den Recherchen zu diesem Buch habe ich viel über mich und meinen Darm gelernt. So weiß ich nun, »Ich bin nicht allein, sondern viele«! Nein, ich bin nicht schizophren, obwohl das auch irgendwie zum Thema passt, aber dazu später mehr.

Ich bin viele im Sinne von Millionen kleiner mikrobieller Helfer, die in meinem Darm wohnen. Jeden Tag schuften meine kleinen Freunde hart, um mich gesund, vital und glücklich zu erhalten. Mit dieser Erkenntnis, dass sich ein riesengroßes Ökosystem in meinem Darm versteckt, kann ich mir jetzt ein bisschen mehr erklären, warum ich manchmal bin, wie ich bin.

Denken wir mit dem Kopf oder doch mit dem Bauch? Bauchhirn oder Kopfhirn, wer hat die Oberhand? Wie kommuniziert

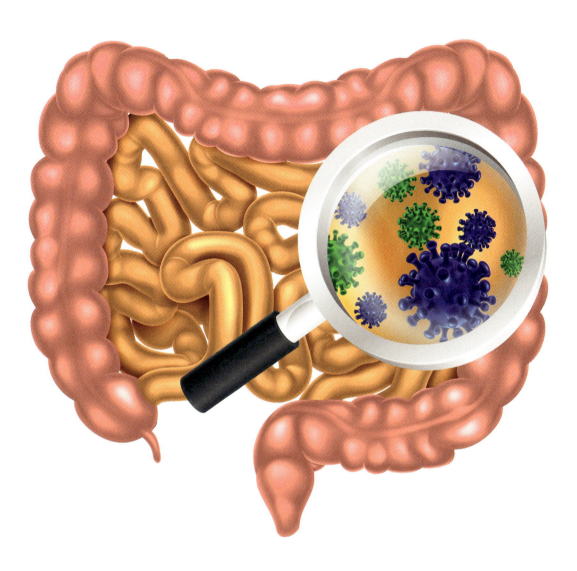

unser Darm mit dem Gehirn? Was kann ich tun, damit es den kleinen Helfern in meinem Bauch gut geht? Wirkt sich unsere Ernährung auf die Stimmung aus? Wie kann ich mein Kind bestmöglichst auf den Start in das Leben vorbereiten? Gesunde Ernährung – wie sieht die genau aus?

Präbiotika, Probiotika und Synbiotika, was ist da der Unterschied? Kann man Glück essen? Und warum gibt es so viele Menschen in meinem Umfeld, die an einer Lebensmittelunverträglichkeit leiden? Fragen über Fragen, die es im Laufe dieses Buches zu beantworten gilt.

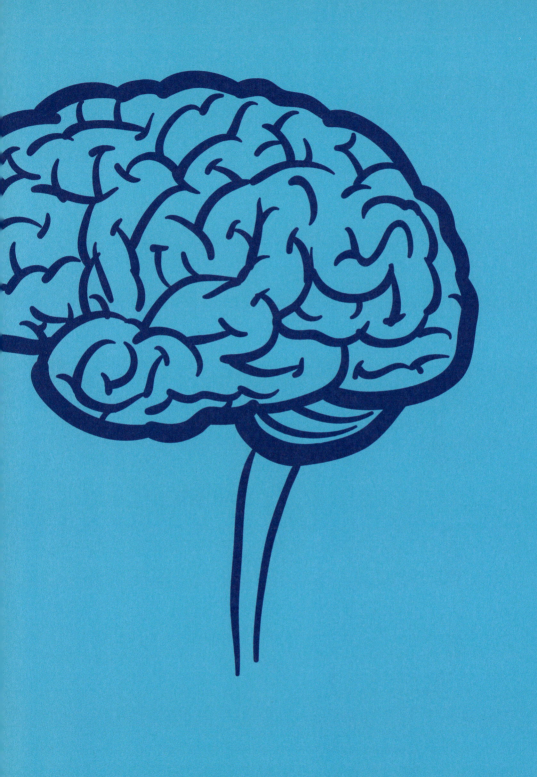

Theorie

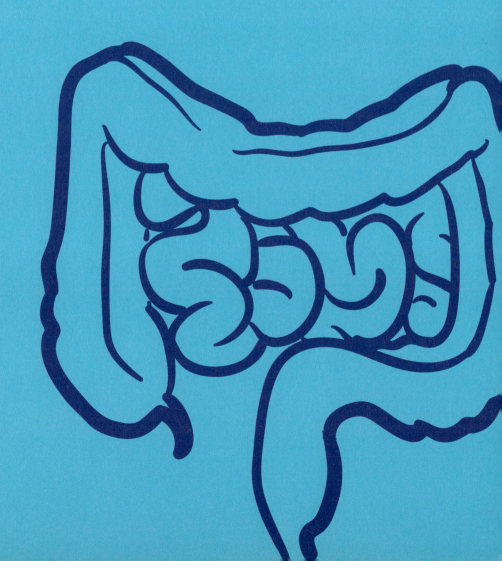

Superheld Darmmikrobiom

In unserer westlich orientierten Gesellschaft sind wir es gewohnt, Entscheidungen rational und völlig emotionslos mit dem Kopf zu treffen — für das Bauchgefühl gibt es da nicht wirklich Platz.

Schade eigentlich, denn in Asien spielt die Körpermitte bei der Selbstwahrnehmung eine wichtige Rolle. Dort gilt der Bauch als »Quelle des Lebens« und im indischen Ayurveda ist »Agni«, das Verdauungsfeuer, nicht wegzudenken.

In der Antike war Hippokrates der festen Überzeugung, dass eine »schlechte Verdauung« die Wurzel allen Übels ist. Umso erfreulicher, dass auch wir endlich begriffen haben, dass ein Darm sehr charmant sein kann und darüber hinaus die Antworten auf viele gesundheitliche Fragen und Krankheiten in sich trägt. Ähnlich einer gigantisch-großen Darm-WG, leben wir friedlich, Seite an Seite mit geschätzten 30-40 Billionen Mikroorganismen. Neben unserem Magen-Darm-Trakt bevölkern sie unsere Haut, verstecken sich in Mundhöhlen, Schleimhäuten und unseren Genitalien.

Diese Mikroorganismen-WG, auch Mikrobiota genannt, besteht größtenteils aus Bakterien, beherbergt aber auch Viren, Archaea (Archaebakterien sind einzellige Lebewesen ohne Zellkern. Sie fühlen sich besonders wohl im Bauchnabel, Mund, Darm und den weiblichen Geschlechtsteilen.), Pilze und andere Mikroben. So setzt sich unser Superheld Darmmikrobiom aus bis zu 1.000 Spezies zusammen, die von Mensch zu Mensch stark variieren können.

Es gibt schätzungsweise 7,442 Milliarden Menschen auf der Welt und genau wie deren individueller Fingerabdruck ist auch jedes einzelne Mikrobiom einzigartig.

Wie genau ein gesundes Darmmikrobiom aufgebaut ist, ist noch nicht gänzlich erforscht, aber man weiß, dass es sich aus vier Hauptbakterien-Stämmen zusammensetzt, nämlich Bacteroides, Firmicutes, Proteobacteria und Actinobacteria. Je vielfältiger die Zusammensetzung (Diversität) der Darmmikroben ist, desto gesünder sind wir.

Der Start ins Leben

Bisher ging die Wissenschaft davon aus, dass der Fötus bereits während der

---

Bakterien-Demografie

Die Diversität und Art der Mikroorganismen, die sich in unserem Darm wohlfühlen, ist abhängig von vielen verschiedenen Faktoren. So spielen beispielsweise Geburt, Ernährungsweise, Wohnort, Lebens- und Umweltfaktoren, Kulturkreis, Medikamentenkonsum (Antibiotika), Stress und sportliche Aktivität eine große Rolle.

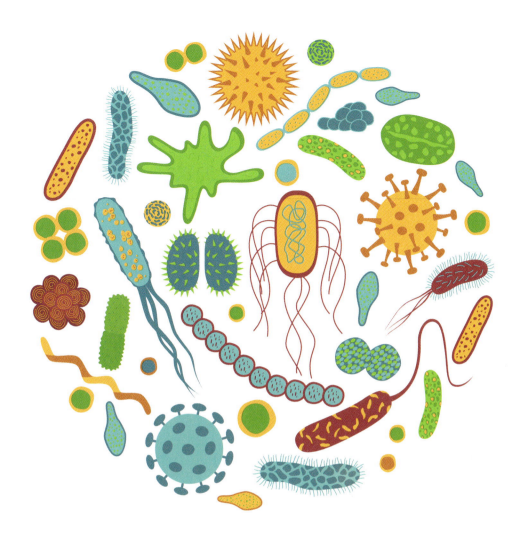

Schwangerschaft über die Plazenta mit Bakterien aus dem mütterlichen Darm in Kontakt kommt und diese somit maßgeblich am Aufbau und der Entwicklung des kindlichen Immunsystems beteiligt sind. Doch diese Ergebnisse haben sich mittlerweile als falsch herausgestellt. Die Plazenta ist nicht wie angenommen mit Bakterien besiedelt. Die Gebärmutter bietet dem ungeborenen Kind somit noch eine sterile Umgebung. Das neugeborene Kind kommt erst bei der Geburt mit den Bakterien der Mutter in Berührung.

So entwickelt sich das Immunsystem des Kindes erst nach der Geburt und legt einen wichtigen Grundstein für das restliche Leben. Bereits wenige Tage nach der Geburt befinden sich im Darm zehnmal so viele Bakterien wie Zellen im ganzen Körper.

Infektionen der Mutter während der Schwangerschaft sind ein erhöhtes Risiko für das Kind, da die eventuelle Verabreichung von Antibiotika den Aufbau des Darmmikrobioms stören und sogar zerstören kann. Während dieser sensiblen Phase sollten schwangere Frauen auf die Einnahme von Antibiotika verzichten oder diese so gering wie möglich halten.

Die Vorstellung, dass das Neugeborene mit Darmbakterien der Mutter besiedelt wird, klingt im ersten Moment wenig einladend, aber die Art und Weise, wie ein Kind das Licht der Welt erblickt, spielt eine sehr wichtige Rolle. So sind Babys, die auf natürlichem Wege zur Welt kommen, meist weniger anfällig für Allergien und Lebensmittelunverträglichkeiten, da sie außer mit mütterlichen Darmbakterien auch mit Milchsäurebakterien über die Vaginalflora versorgt werden. Nur so kann sich ein vielfältiges und gesundes Darmmikrobiom entwickeln.

Krankenhäuser sind ein typischer Ort, an dem sich Bakterien der Gattung Staphylokokken und Clostridium difficile besonders wohlfühlen, deshalb ist es nicht verwunderlich, dass Kinder, die mittels Kaiserschnitt zur Welt kommen, meist eine höhere Besiedlung mit diesen Mikroorganismen aufweisen. Nicht nur die Art der Bakterien von per Kaiserschnitt geborenen Kindern unterscheidet sich, auch ihr Risiko, an Allergien, Asthma, gastrointestinalen Störungen, Adipositas und Diabetes zu erkranken, ist deutlich erhöht.

Muttermilch gegen Nuckelflasche

»In der Muttermilch befinden sich Bakterien aus dem Darm der Mutter!« Mmhh, diese Aussage klingt nicht besonders appetitlich, aber auch hier hat sich die Natur wieder einen besonders klugen Schachzug überlegt, um das Baby auf sein weiteres Leben vorzubereiten. So sammeln Immunzellen im mütterlichen Darmgewebe, sogenannte dendritische Zellen, Bakterien aus der Darmschleimhaut und transportieren diese mithilfe von Monozyten durch die Lymphbahnen in die mütterliche Brustdrüse. Das Kind nimmt über das Saugen an der Mutterbrust Schluck für Schluck die Darmbakterien der Mutter auf und formt so ganz nebenbei ein gesundes Mikrobiom. Nicht nur Babys sind ganz verrückt nach Muttermilch, auch ihre bakteriellen Mitbewohner finden die mütterliche Milch enorm lecker.

Präbiotika Muttermilch

Muttermilch enthält eine Vielzahl von menschlichen Oligosacchariden (Mehrfachzuckern), die als unverdaulicher, präbiotischer Ballaststoff unbeschadet in den Dickdarm des Kindes wandern und dort als Bakteriennahrung verstoffwechselt werden. Auf natürliche Weise führt diese unbewusste Bakterienfütterung zur Ansiedlung und Vermehrung weiterer gesunder Mikroorganismen. So können bestimmte Bakterienstämme gefördert oder gehemmt werden. Bereits im Alter von drei bis vier Jahren hat das kindliche Mikrobiom eine relativ stabile Zusammensetzung und ähnelt stark dem Aufbau des Mikrobioms eines Erwachsenen.

Lieblingsessen: Ballaststoffe

Geschafft, das mikrobielle Fundament steht! Wunderbar, so könnte das perfekte Mikrobiom aussehen. Doch leider helfen die besten Voraussetzungen nicht, wenn man sich diese mit falschen Freunden verdirbt.

Wissenschaftliche Studien haben es nämlich bewiesen: Eine mentale und psychische Gesundheit hängt mit unseren Ernährungsgewohnheiten und deren Qualität zusammen. Mal ein Stückchen Kuchen hier, eine Tafel Schokolade da und ein fetter Burger zwischendurch sind nicht so schlimm, wenn es die Ausnahme bleibt. Doch leider steht Fast Food bei vielen von uns auf dem täglichen Speiseplan. Stress, keine Zeit und vielleicht auch keine Lust zu kochen, sind oft der Grund, für den Griff zum Fertigprodukt. Fast Food- und Fertigprodukte enthalten neben einer Menge Fett und Zucker auch eine Vielzahl an Konservierungs- und Zusatzstoffen, die das Wachstum von unerwünschten Bakterien im Lebensmittel hemmen sollen. Der Vorteil für die Industrie, das Lebensmittel wird länger haltbar, der Nachteil für uns, auch unsere Darmmikroben werden in ihrem Wachstum gehemmt. Die Darmmikrobiota kann sich nicht richtig erneuern, schädliche Bakterienstämme breiten sich aus und können sogar unsere Darmschleimhaut angreifen und durchlässig machen. Wissenschaftliche Untersuchungen konnten jetzt den Zusammenhang deutlich machen. Das Risiko, an einer Depression, an Reizdarmsyndrom, multipler Sklerose, Morbus Parkinson oder Diabetes mellitus zu erkranken, steigt durch eine schlechte Ernährungsweise enorm an.

Nahrung im Überfluss und trotzdem hungrig

Mit den meisten unserer Mikroorganismen leben wir in einer wundervollen Gemeinschaft mit gegenseitigem Nutzen. Ein Deal, der aufgeht: Wir wollen gesund bleiben und unsere Mitbewohner wollen fressen – so einfach ist das.

Im besten Fall ist unser Darmmikrobiom nämlich genauso groß und vielfältig wie die Anzahl der Menschen, die auf dieser Welt leben. Doch leider haben wir in Zeiten von Überfluss, Lebensmittelskandalen und ständiger Verfügbarkeit von Lebensmitteln verlernt, was gesunde Ernährung wirklich bedeutet. Verlockende Werbeversprechen, quietsch-bunte Werbeplakate und eine Flut an undurchsichtigen Fast-Food-Produkten mit unnötigen Konservierungsstoffen verheißen eine schnelle, unkomplizierte Ernährungsweise, die sich leider ungünstig auf unsere Gesundheit auswirkt. Der regelmäßige Verzehr von Fast Food und wenigen Ballaststoffen, dazu Stress, der Einsatz von Antibiotika und mangelnde Bewegung sind alarmierende Anzeichen für die Zerstörung unseres Darmmikrobioms.

Unser Darmmikrobiom verhungert im wahrsten Sinne des Wortes, obwohl wir regelmäßig hochkalorische Burger, Pizza und Co. in uns reinschaufeln. So ist nicht

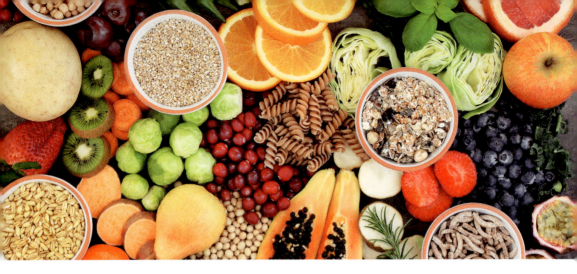

zwingend die Abwechslung in der Ernährung verantwortlich für die Gesunderhaltung unserer kleinen Mitbewohner, sondern die Art der Lebensmittel, die wir zu uns nehmen. Statt eines Apfels schnell ein leckeres Tütchen mit Fruchtmus. Heutzutage greifen viele Eltern zur modernen Variante aus dem Supermarkt. So ist es nicht verwunderlich, dass das Mikrobiom von europäischen Kindern im Vergleich zu dem von afrikanischen Kindern weniger vielfältig und meist mit mehr Firmicutes-Bakterien als mit Bacteroides besiedelt ist. Firmicutes-Bakterien haben die Eigenschaft, der Nahrung mehr Kalorien zu entziehen, und bewirken so, dass der Organismus mehr Fett einlagert, was wiederum zu Übergewicht führen kann. Sind sie in größerer Anzahl vorhanden, führt das früher oder später zu einer Gewichtszunahme. Bacteroides hingegen fehlt diese fette Eigenschaft. Afrikanische Kinder, die in ländlichen Gegenden aufwachsen, zeigen genau das Gegenteil, bei ihnen sind Bacteroides-Bakterien die klaren Sieger, wenn es um den besten Platz im Darm-Mikrobiom geht. Ja, was uns gut schmeckt, ist nicht gleich gut für unsere Mikroorganismen. Diese kleinen Feinschmecker sind wahre Gourmets, wenn es um ihre Ernährung geht. Und dabei muss es noch nicht mal teuer sein, kein Fünf-Gänge-Menü im besten Restaurant der Stadt, nein, sie verzehren sich nach einfachen Präbiotika, schlicht und ergreifend nach Ballaststoffen.

Alles andere als Ballast

Ballaststoffe sind nichts anderes als unverdauliche Faserstoffe, die unser Körper nicht abbauen kann, da uns das Enzym dazu fehlt. Gemüse, Obst, Vollkornprodukte und Nüsse sind die besten Quellen für das beliebte Bakterienfutter, denn anders als wir, können sie die unverdaulichen Pflanzenfasern verstoffwechseln. Im Schnitt sollten wir täglich zwischen 30 und 40 g Ballaststoffe zu uns nehmen, doch leider liegen wir mit kaum der Hälfte weit darunter.

Antibiotika schaden der Darm-WG

Das kennen wir doch alle: Fieber, Grippe oder eine andere bakterielle Infektion und schon sitzen wir beim Arzt. Antibiotika sind da meistens die erste Wahl, um schnell wieder gesund zu werden.

Doch der Fehler steckt im Detail, denn jedes Mal, wenn wir Antibiotika zu uns nehmen, zerstören wir eine Vielzahl unserer guten Darmbakterien. Gerade empfindliche Patienten mit einer geschwächten Darmmikrobiota können bei der Einnahme bestimmter Antibiotika an einer Clostridien-Enterokolitis erkranken. Denn neben den unerwünschten Eindringlingen wie z. B. Clostridien, Salmonellen und resistenten Bakterienstämmen werden auch andere, für unsere Gesundheit wichtige Mitbewohner verdrängt. Eine längere Einnahme von Antibiotika verändert und zerstört sogar die Vielfältigkeit und Dichte der gesunden Bakterien-WG. An dieser Stelle erkennt das Clostridium-difficile-Bakterium die Chance zum Angriff und vermehrt sich unkontrolliert, wodurch die Zahl der gesunden Bakterien immer kleiner wird. Am häufigsten treten Clostridium-difficile-Erkrankungen bei Krankenhauspatienten auf. Dieser gefährliche Bakterienstamm bildet sehr starke Giftstoffe, die die Darmschleimhaut massiv zerstören und dabei eine Darmentzündung mit schweren Durchfällen verursachen. Leider sind schon viele Clostridien-difficile-Stämme gegen die eingesetzten Antibiotika resistent, was in schweren Fällen bei etwa 30 % der Clostridien-Enterokolitis-Erkrankungen zum Tod führt. Um diese Patienten zu retten, hatten Wissenschaftler eine geniale Idee. Große Aufmerksamkeit erregte 2013 eine Studie in der Fachzeitschrift »The New England Journal of Medicine«, bei der eine Stuhltransplantation aus therapeutischen Gründen bei einem Patienten angewandt wurde. Hierbei wurde das zerstörte Darmmikrobiom des Patienten durch das Einsetzen eines gesunden Mikrobioms ersetzt.

Die Besiedlung mit guten Darmbakterien aus dem eingesetzten Mikrobiom sollte nun die Aufgabe des Antibiotikums übernehmen und die Clostridien-difficile-Keime bekämpfen. Aus einer anfänglichen Idee entwickelte sich eine herausragende Behandlungsmethode, die gerade im Rahmen einer Clostridien-Infektion eine mehr als 90-prozentige Erfolgschance verspricht. Dieser Forschungszweig hat sich in der therapeutischen Behandlung von Clostridien-Infektionen etabliert. Nun muss man wissen, das Clostridien nicht nur in Krankenhäusern ein Zuhause finden, sie sind auch in kleinen Mengen in unserer Nahrung vorhanden. Mit jedem Bissen nehmen wir sie regelmäßig in unseren Körper auf.

Solange wir mit einem gesunden und vielfältigen Darmmikrobiom ausgestattet sind, richten sie hier kaum Schaden an. Sicherlich gibt es Situationen, in denen sich die Einnahme von Antibiotika nicht verhindern lässt. Doch gerade bei Babys und Kleinkindern sollte dies immer die letzte Wahl sein, da dadurch die Vielfältigkeit und Zusammensetzung der Darmmikrobiota massiv verändert werden und sich daraus langfristig negative Folgen für die Gesundheit ergeben. Nach einer Antibiotika-Behandlung sollten probiotische und präbiotische Lebensmittel ganz oben auf dem Einkaufszettel stehen.

Stuhltransplantation à la Pille

Im Rahmen einer therapeutischen Versuchsreihe übertrugen Wissenschaftler das Darmmikrobiom eines ängstlichen Individuums per Stuhltransplantation auf das eines Individuums mit normalem Angstlevel. Und siehe da, es wurde auch ängstlicher. Umgekehrt funktionierte der Versuch genauso gut. Verrückt oder? Jetzt muss man noch wissen, dass es sich bei den Versuchsobjekten um keimfrei gehaltene Labormäuse handelt, aber der Erfolg dieses wissenschaftlichen Experimentes gibt den bisherigen Vermutungen recht, das Mikrobiom ist ein Superorgan.

Diese Forschungsergebnisse sind ein wahrer Segen für die medizinische Welt, denn vereinzelt konnten Stuhltransplantationen von gesunden Menschen auch schon eine symptomatische Besserung bei PatientenInnen mit multipler Sklerose, Morbus Parkinson, chronischem Erschöpfungssyndrom und Depressionen bewirken. Doch warum hat diese vielversprechende Methode dann nicht schon längst in Hollywood Einzug gehalten? Zum einen hört sich die Idee der Stuhltransplantation für einen gesunden wie auch einen kranken Menschen im ersten Moment wenig appetitlich an. Zum anderen hat die Wissenschaft noch keine verlässlichen Daten darüber, wie genau sich ein gesundes Darmmikrobiom zusammensetzt. Und zu guter Letzt sträuben sich die Bakterien noch ein wenig. Das liegt daran, dass der Großteil der Bakterien in unserem Dickdarm anaerobe Bakterien sind. Das heißt nichts anderes, als dass sie einen Stoffwechsel haben, der mit Sauerstoff nicht so viel anfangen kann. Im Gegenteil, Sauerstoff wirkt hier sogar kontraproduktiv. Bringt man sie nun mit Sauerstoff in Verbindung, sterben sie relativ schnell ab, da Sauerstoff für sie toxisch ist.

> **Doppelt gut: Synbiotika**
>
> Therapeutische Versuche haben gezeigt, dass die Verabreichung von Synbiotika im Anschluss an eine Antibiotika-Therapie Schäden am Mikrobiom weitgehend eindämmen kann. Synbiotika sind eine Kombination von Probiotika und Präbiotika. Diese Präparate enthalten sowohl probiotische Mikroorganismen, die das Mikrobiom wieder ins Gleichgewicht bringen, als auch präbiotische Substanzen, die den Mikroorganismen als Energie- und Nährstoffquelle dienen.

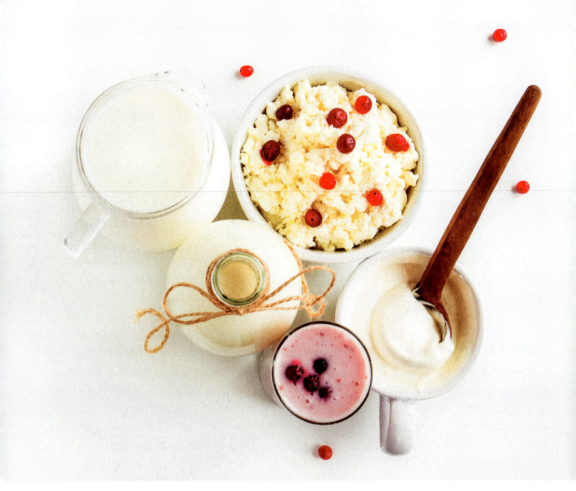

Die bereits auf dem Markt befindlichen Probiotika, hauptsächlich Laktobazillen und Bifidobakterien (Probiotika in Joghurt und Nahrungsergänzungsmitteln), können den größeren Teil des Mikrobioms (Stuhltransplantation) nicht ersetzen. Deshalb geht die Entwicklung in Richtung von Kapseln, die ein »essenzielles Mikrobiom« enthalten (beispielsweise 50-100 Bakterienarten, sowohl aerob als auch anaerob). Ob diese wie eine Stuhltransplantation wirken, ist noch nicht gesichert. Außerdem ist man sich von wissenschaftlicher Seite noch nicht einig, ob alle Patienten gleich gut von solchen Einheitspräparaten profitieren. Wünschenswert wären eher eine individuelle Krankheitsdiagnose (personalisierte Medizin) des Patienten und darauf aufbauend ein individueller Therapieplan, bevor man versucht, mit einer allgemeinen Therapie das Manko im Mikrobiom auszugleichen.

Deshalb ist es noch Zukunftsmusik, aber wir dürfen uns sicher sein, dass bereits einige findige Pharmaunternehmen an einer »Rank-&-Schlank«-Pille arbeiten. Diäten ade! Wann das genau sein wird und ob synthetisch hergestelltes menschliches Mikrobiom in Reinform, das im Supermarktregal steht, die Lösung aller unserer gesundheitlichen Probleme ist, gilt es zu bezweifeln.

Unser Bauch denkt mit

Neben dem zentralen Nervensystem, das sich vom Gehirn über das Rückenmark zieht und für die Verarbeitung bewusster und unbewusster Reize verantwortlich ist, besitzen wir noch eine zweite Schaltzentrale, das sogenannte Bauchhirn.

In unserem Bauch versteckt sich eine riesige Schaltzentrale, mindestens genauso aufregend wie die Kommandobrücke der Enterprise. Diese sorgt nicht nur für »Schmetterlinge im Bauch«, wenn wir an unseren Schwarm denken, oder ist bei Prüfungsangst für »Schiss in der Hose« verantwortlich, es kann noch viel mehr. Das Bauchhirn, auch liebevoll »little brain« genannt, besteht aus 100 bis 200 Millionen Nervenzellen und liegt als dünne Schicht in der Darmwand. Dort kommuniziert es über die Darm-Hirn-Achse mit dem Gehirn. Über diese mehrkanalige Datenautobahn werden am laufenden Band Tausende von Informationen an das Gehirn und andere Körperorgane übermittelt.

In den meisten Fällen bekommen wir von diesen Gesprächen nichts mit und das ist auch besser so, denn unser Darm ist eine ganz schöne Quasselstrippe. Ab und zu sind es einige wenige Signale, die wir bewusst wahrnehmen, wie z. B. Bauchschmerzen, Magenkrämpfe, ein Pupsen oder der Drang, eine Toilette aufzusuchen. Unser kleines Gehirn im Darm koordiniert alle Verdauungsvorgänge, sorgt dafür, dass Verdauungssaft in das Darmlumen abgegeben wird, und reguliert die Motorik des Darms. Diese Aufgaben kann unser Darmnervensystem vollständig autonom durchführen, sogar wenn es sich in einem vom Körper isolierten Darmstück befindet. Bei unserem Gehirn sieht das schon ganz anders aus, denn getrennt vom Körper ist das Gehirn nicht in der Lage, lebenswichtige Funktionen aufrechtzuerhalten.

Die Darm-Hirn-Achse

Genau wie die Entfernung vom Mond zur Erde erscheint uns die Distanz vom Darm zum Gehirn unglaublich lang. Ohne den Mond würden Ebbe und Flut völlig durcheinandergeraten und genauso eng ist der Darm mit dem Gehirn verbunden.

Aus aktuellen Studien wissen wir, dass das Darmmikrobiom alle ihm zur Verfügung stehenden Kommunikationskanäle nutzt, um das Gehirn zu beeinflussen. Da unser Darm nicht einfach mal zum Handy greifen und per Ferngespräch ein Signal an das Gehirn übermitteln kann, bedient es sich hier multipler Informationsträger, wie sensible Neuronen, Darmhormone, Zytokine und mikrobielle Metaboliten. Unser Darm mit seinen Millionen von Mitarbeitern steht ständig unter Strom, kaum verwunderlich, bei so vielen hungrigen Mäulern. Wo gehobelt wird, fallen Späne, und genauso können wir uns die metabolischen Vorgänge in unserem Darmmikrobiom vorstellen. Da die bakteriellen Winzlinge ständig mit der Verwertung

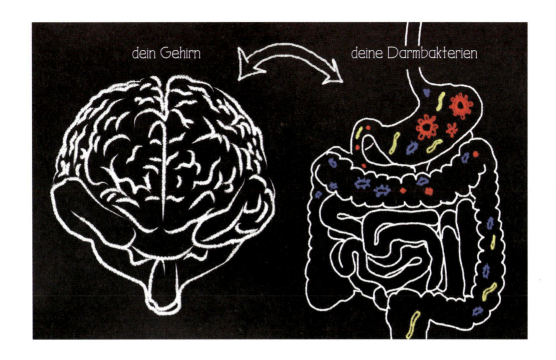

unserer Nahrung beschäftigt sind, müssen sie zwischendurch auch mal auf die Toilette. So gelangt ein beträchtlicher Teil ihrer Stoffwechselprodukte (mikrobielle Metaboliten) über den Blutweg ins Gehirn.

Die mikrobiellen Stoffwechselprodukte heißen Butyrat und Propionat und sind in der Lage, Darmhormone wie Glucagon-like-Peptide und Peptid YY freizusetzen. Speziell diese Darmhormone regulieren im Hypothalamus über das Hunger- und Sättigungszentrum nicht nur den Appetit, sondern wirken wie Glückshormone und können durch die Aktivierung des Belohnungssystems unsere Emotionen und Gefühle beeinflussen.

Andere Stoffe, die vom Darmmikrobiom abgegeben werden, sind Lipopolysaccharide oder Peptidoglycan, diese aktivieren das angeborene Immunsystem. Unser Immunsystem reagiert auf dieses Signal und regt wiederum die Produktion von Immunbotenstoffen an, sogenannte Zytokine. Zytokine gelangen über den Blutweg ins Gehirn und können dort zu entzündlichen Prozessen führen, welche an der Entstehung von Niedergeschlagenheit, wie sie typisch bei Infektionskrankheiten auftritt (»sickness response«), Verhaltensauffälligkeiten und Depressionen beteiligt sind.

Die sensiblen oder afferenten Neuronen führen über den Vagusnerv (Nervus vagus) in den Hirnstamm oder über andere Nerven in das Rückenmark und sind ein weiterer wichtiger Kommunikationsweg, um Informationen auszutauschen. Alle diese Kommunikationsmechanismen können auch an unbewussten Gehirnaktivitäten wie emotionalen und kognitiven Vorgängen beteiligt sein. Chronische Störungen der Darm-Hirn-Achse, beispielsweise durch

> ### Das Leaky-gut-Syndrom
>
> Bei einem Leaky-gut-Syndrom ist es nun so, dass die Darmschleimhaut plötzlich Lücken und Löcher in ihrem sonst so dichten Schleimteppich aufweist. Die erhöhte Durchlässigkeit lässt fettunlösliche Stoffe, Mikroben und ihre Bruchstücke, unvollständig gespaltene Nahrungsbestandteile und gefährliche Zellwandbestandteile wie die Lipopolysaccharide vermehrt in den Blutkreislauf eindringen. Der unkontrollierte und plötzliche Überfall alarmiert nicht nur das Immunsystem im Darm, sondern überlastet auch die Leber und löst zahlreiche Fehlregulationen aus. Eine geschädigte, durchlässige, in seiner Zusammensetzung und Funktion veränderte Darmschleimhaut ist für zahlreiche chronische Erkrankungen, Verhaltensauffälligkeiten, Allergien und Autoimmunkrankheiten mitverantwortlich.

einen »leaky gut« (siehe Kasten oben) verursacht, führen zu lang anhaltenden Verbindungsfehlern und Funktionsstörungen in bestimmten Gehirnregionen. Solche Störungen sind aller Wahrscheinlichkeit nach an der Entstehung von chronischen Bauchschmerzen, Reizdarmsyndrom, Anorexie, Autismus-Spektrum-Störungen, multipler Sklerose, Depressionen und Demenz beteiligt.

Der »leaky gut«

Alle Bakterien, die lose im Lumen, im Hohlraum des Darms, vorkommen, werden auf natürlichem Weg über den Stuhl ausgeschieden. Andere Mikroorganismen, die nicht frei im Darmlumen herumschwimmen, heften sich an die Darmschleimhaut an und können nicht so schnell aus dem Darm transportiert werden. Wenn nun eine Bakterienzelle abstirbt, werden bestimmte Zellwandbestandteile frei, nämlich sogenannte Lipopolysaccharide. Diese chemischen Verbindungen aus Zucker und Fett werden auch als Endotoxine bezeichnet.

Kommen diese Endotoxine über eine durchlässige Darmschleimhaut vermehrt mit dem Immunsystem in der Darmwand in Berührung, werden unsere Immunzellen alarmiert und starten daraufhin ihr Abwehrprogramm.

Zytokine

Zytokine sind wichtige Immunmediatoren, die von alarmierten Immunzellen freigesetzt werden und so ins Blut gelangen. Die Gruppe der Zytokine umfasst eine große Zahl verschiedener Moleküle, die einerseits eine Entzündung auslösen und fördern können, während andere darauf achten, dass die Entzündungsprozesse wieder rechtzeitig beendet werden. Die Entwicklung dieser Balance im Immunsystem ist eng mit der Entwicklung des Darmmikrobioms verbunden. Das Immunsystem lernt in seiner Wechselwirkung mit dem Darmmikrobiom auch, die eigenen Körperzellen genauso wie die mikrobiellen Darm-Mitbewohner zu tolerieren. Wenn diese Einschulung des Immunsystems nicht richtig gelingt, kann es schon mal vorkommen, dass unser Immunsystem versehentlich die eigenen Körperzellen angreift. Dies ist häufig der Beginn unterschiedlicher Allergien und anderer chronischer Erkrankungen.

Seit Beginn der 1990er-Jahre geht die Forschung davon aus, dass ein Teil der Depressionen und psychiatrischen Erkrankungen durch eine erhöhte Aktivität des Immunsystems ausgelöst wird. Typisch für ein Leaky-gut-Syndrom ist die erhöhte Produktion von Zytokinen. Zytokine können je nach Art antiinflammatorische (entzündungshemmende) oder proinflammatorische (entzündungsfördernde) Eigenschaften besitzen. Kurz und knapp heißt das: Eine Entzündung ist per se nicht immer etwas Böses, denn ohne eine Reaktion unseres Immunsystems kann es nicht zur Heilung kommen. Problematisch wird es erst bei einer chronischen Entzündung. Während entzündungshemmende Zytokine auf ein Antigen mit Abwehr reagieren, antworten entzündungsfördernde Zytokine mit einer Entzündung als Immunreaktion. Unser Körper reagiert auf Stress mit einer erhöhten Zytokin-Produktion, was unter bestimmten Voraussetzungen antriebslos, müde und depressiv macht.

In den 1980er-Jahren entwickelten Wissenschaftler im Rahmen einer therapeutischen Studie sogenannte Interferone, eine Gruppe von Zytokinen, die für die Behandlung von multipler Sklerose eingesetzt wurden. Als Nebenwirkung dieser Behandlungsmethode entwickelte ein Teil der Patienten typische depressive Erscheinungen, die in Zusammenhang mit einer erhöhten Konzentration von Zytokinen im Blut stehen. Wissenschaftler sehen hier eine Erklärung für die Entstehung von psychischen Erkrankungen in Zusammenhang mit einer Immunaktivierung.

Gerade bei einem Leaky-gut-Syndrom sehen Wissenschaftler und Mediziner einen Zusammenhang zwischen erhöhten entzündungsfördernden Zytokinwerten und der vermehrten Aktivierung der Immunzellen. Im Blut zirkulierende Zytokine können zum Teil ins Gehirn eindringen, aber sie besitzen auch die Fähigkeit, das Verteidigungssystem (Mikrogliazellen) im Gehirn zu aktivieren. Zytokine, die durch das Immunsystem im Gehirn produziert werden, können zu erheblichen Veränderungen in der Gehirnfunktion führen. Die Frage, ob die Darmmikrobiota Einfluss auf unsere psychische Gesundheit hat, lässt sich spätestens an dieser Stelle mit »ja« beantworten, denn zytokin-induzierte Veränderungen der Gehirnfunktion spiegeln sich häufig in schwerwiegenden psychischen Erkrankungen wider. Sie sind vielleicht nicht allein für eine Depression verantwortlich, haben aber einen Einfluss darauf.

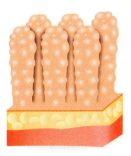
gesunde Darmzotten

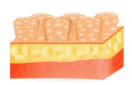
entzündete Darmzotten (Zöliakie)

Die Blut-Hirn-Schranke

Wir haben bereits gelernt, dass ein paar Löcher in unserem Darmschleimhaut-Teppich (»leaky gut«) nicht nur für vielfältige gesundheitliche Probleme verantwortlich sein können, sondern auch enorme Auswirkungen auf unsere Gehirnfunktion haben. Wissenschaftler konnten bei Versuchen an keimfrei gehaltenen Mäusen nicht nur gewisse Verhaltensweisen und Krankheiten übertragen, sie konnten auch beweisen, dass ohne eine Besiedlung mit Mikroorganismen die Blut-Hirn-Schranke offen bleibt. So leidet der Nachwuchs von diesen Mäusen ein Leben lang an einer durchlässigen, porösen Blut-Hirn-Schranke und darüber hinaus noch an Verhaltensauffälligkeiten, die mit neurochemischen und ultrastrukturellen Veränderungen einhergehen. Das legt den Schluss nahe, dass das Mikrobiom für die Ausbildung der kindlichen Blut-Hirn-Schranke benötigt wird.

Unser Oberstübchen setzt sich aus zwei wichtigen Teilen zusammen: dem Gehirn und dem Rückenmark. Dieses zentrale Nervensystem besteht aus ungeheuer vielen Nervenzellen, sogenannten Gliazellen und Blutgefäßen. Unsere Nervenzellen sind sehr empfindlich und reagieren schneller auf chemische Einflüsse als andere Körperzellen, deshalb hat sich die Evolution einen

Macht Fasten glücklich?

Jetzt mag der eine oder andere vielleicht das Gesicht verziehen und ungläubig mit dem Kopf schütteln, aber wissenschaftliche Untersuchungen weisen darauf hin, dass sich bei 80 % der Menschen, die eine Fastenkur beginnen, die Stimmung verbessert. Dieses Phänomen lässt sich evolutionstechnisch gut erklären. Zeiten, in denen das Essen knapp war, waren früher keine Seltenheit. Wäre die Stimmung bereits nach dem dritten Tag ohne Nahrung eingebrochen, hätten die Menschen ein Problem gehabt. Deshalb hat sich Mutter Natur für das Überleben unserer Spezies auch in Zeiten von Lebensmittelknappheit einen klugen Trick überlegt, der auch heute noch funktioniert.

Beim Fasten schüttet unser Körper eine Vielzahl an Botenstoffen aus, die sich positiv auf unsere Stimmung auswirken. Serotonin, Endorphin und Dopamin sorgen für diesen emotionalen Höhenflug und dafür, dass wir bei einem kurzfristigen Nahrungsmittelentzug nicht gleich aus der Bahn geworfen werden. Die reduzierte Kalorienzufuhr wirkt sich auch positiv auf das Immunsystem aus, denn dadurch reduziert sich deutlich die Menge an Entzündungsmarkern im Blut. Wissenschaftliche Untersuchungen belegen, dass bereits eine um 20 % reduzierte Kalorienaufnahme die Menge an proinflammatorischen Zytokinen (Entzündungsbotenstoffen) deutlich reduzieren kann.

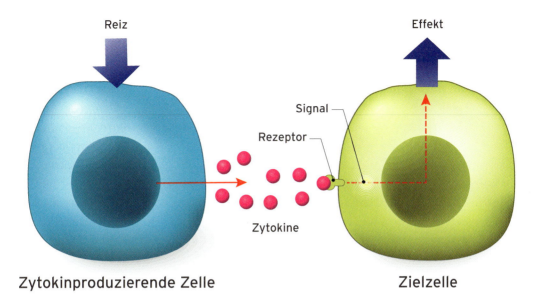

genialen Trick überlegt. Unsere Blut-Hirn-Schranke ist für den chemischen Stoffaustausch zwischen Gehirn und Blutgefäßen verantwortlich. So gibt es bestimmte Medikamente, die beim Menschen kaum Erfolg versprechen, da ihre Wirkstoffe die Blut-Hirn-Schranke nicht passieren können. Die Blut-Hirn-Schranke kontrolliert den Stoffaustausch im zentralen Nervensystem und ist eine selektiv durchlässige Schranke, die zwischen unseren Gehirnwindungen und dem Blutstrom liegt. Unsere Kommandobrücke, das Gehirn, schützt sich so geschickt vor fremden Einflüssen. Die Blut-Hirn-Schranke kommt durch besonders dichte Verbindungen zwischen den Endothelzellen der Blutgefäße im Gehirn zustande, sogenannte »tight junctions«, die wie Superkleber wirken und eine besonders dichte Barriere darstellen, um den unkontrollierten Austausch von Stoffen zu verhindern. Für den kontrollierten Austausch von lebensnotwendigen Stoffen ins Gehirn benötigt unser Körper kleine Transporter, die sich in der Membran der Endothelzellen befinden. Transportproteine sind das Mittel der Wahl, sie befördern die lebensnotwendigen Stoffe, wie z. B. Glucose, ins Gehirn. Außerdem sorgen diese Transportmechanismen dafür, dass Fremdstoffe, die in das Gehirn einzudringen versuchen, erkannt und sofort wieder herausbefördert werden. Durch das Fehlen des Mikrobioms bei keimfrei gehaltenen Mäusen schließt sich die Blut-Hirn-Schranke nicht, das wissen Sie bereits. Bei einer gleichzeitigen Verabreichung von kurzkettigen Fettsäuren konnte man allerdings eine teilweise Dichtung der Blut-Hirn-Schranke beobachten.

Kurze Ketten machen gesund

Wer sich ein bisschen mit Ernährung beschäftigt, hat schon oft von gesättigten, ungesättigten, mehrfach ungesättigten oder sogar Omega-3-Fettsäuren gehört, doch kaum einer kennt die für unseren Organismus so wichtigen kurzkettigen Fettsäuren.

Unsere Darmmikrobiota liefert Vitamine und Nährstoffe aus faserhaltigen, unverwertbaren Ballaststoffen, die unser Körper selbst nicht verwerten kann. Dafür spielt die Verstoffwechselung von Kohlenhydraten eine wichtige Rolle, denn hierbei werden durch die Anwesenheit von Darmbakterien kurzkettige Fettsäuren produziert. Doch was genau sind eigentlich kurzkettige Fettsäuren?

Grundsätzlich werden Fettsäuren nach ihrer Kettenlänge, also nach der Anzahl der Kohlenstoffatome (C-Atome) sowie ihrer Doppelbindungen unterteilt. Fettsäuren, deren Ketten nicht mehr als sechs Kohlenstoffatome enthalten, zählen zu den kurzkettigen Fettsäuren. Durch eine ausgewogene und ballaststoffreiche Ernährung bestehend aus Vollkornprodukten, Hülsenfrüchten, Gemüse und viel frischem Obst sorgen wir für genügend Darmbakterienfutter. So viel Grünzeug ist die beste Basis für unsere Darmbakterien, denn sie produzieren während ihrer Verdauung daraus Buttersäure, Propionsäure und Essigsäure. Für eine schnelle Energiegewinnung werden die kurzkettigen Fettsäuren von Darmbakterien fermentiert und direkt von der Dickdarmschleimhaut resorbiert, also aufgenommen. Außerdem wird durch die Anwesenheit der kurzkettigen Fette die Freisetzung von Peptid YY (Peptidhormon) erhöht, das einen positiven Einfluss auf das Hunger- und Sättigungszentrum in unserem Gehirn hat. Butyrat, das Salz der Buttersäure, wird hauptsächlich aus resistenter Stärke gebildet. Sie ist die wichtigste Energiequelle für die Dickdarmzellen, außerdem wird Butyrat eine entzündungshemmende Wirkung nachgesagt. Besonders die Bakterien der Gattung Firmicutes, welche Butyrat bilden, gelten als wichtiger Lieferant von kurzkettigen Fettsäuren. Resistente Stärke ist nicht wasserlöslich und kann von den Enzymen in unserem Verdauungstrakt nicht verwertet werden. Die verstärkte Aufnahme von mit resistenter Stärke angereicherter Kost führt zu einer Zunahme an Bifidobacterium und Lactobacillus, wodurch unser Darmmilieu positiv beeinflusst wird. Propionsäure ist genau wie Buttersäure eine organische, kurzkettige Fettsäure und wird von unseren Bakterien im Darm produziert, wenn Sie Ballaststoffe, insbesondere inulinreiche Lebensmittel essen. Inulin, ein Gemisch aus Polysacchariden und Fructose, ist in großen Mengen in Chicorée und Artischocke zu finden. Patienten mit Diabetes mellitus verwenden Inulin häufig als Zuckerersatz, da es die Fähigkeit besitzt, erhöhte Blutzuckerwerte zu senken.

Gut gekaut, ist halb verdaut

Schnell mal ein Plunderteilchen auf die Hand, den »Coffee to go« auf dem Weg zur Arbeit und das Mittagessen vor dem PC, kurz vor dem nächsten Meeting. Im Zeitalter des Multitasking muss alles ganz schnell gehen und zum Essen nehmen wir uns kaum noch genügend Zeit. Doch wer langsam isst, gründlich kaut und das Essen genießt, wird nicht nur schneller satt, er unterstützt auch eine gesunde Verdauung und tut seinen Darmbakterien einen großen Gefallen. Nicht umsonst heißt es doch »Gut gekaut, ist halb verdaut«, und das am besten 20- bis 30-mal pro Bissen. Angenommen, wir beißen genüsslich in ein leckeres Vollkornbrot. Was passiert nun mit dem abgebissenen Stück? Zunächst einmal wird es beim Kauen mit den Zähnen mechanisch zerkleinert. Was wir nicht sehen können: Bereits im Mund finden wichtige Verdauungsvorgänge statt. Die im Speichel enthaltene Alpha-Amylase (Enzym) spaltet die komplexen Kohlenhydrate (Stärke) in kleinere Zuckereinheiten (Mehrfachzucker) und verbessert so die spätere Fermentierung durch unsere Darmbakterien. Außerdem wird über die Spucke noch Muzin unter den Speisebrei gemischt, das dafür sorgt, dass alles schön breiig und damit gleitfähiger wird. Anschließend geht's wie auf einer Wasserrutsche durch die Speiseröhre abwärts in Richtung Magen.

Im Magen angekommen, produzieren die Drüsen der Magenschleimhaut ordentlich Magensaft, was die Eiweißverdauung einleitet. Durch den sauren Magensaft werden Keime, die sich in den Nahrungsbrei geschlichen haben, abgetötet. Im Anschluss daran lässt der Pförtner (Muskel, der den Weitertransport der Nahrung reguliert) den Speisebrei portionsweise in den Dünndarm passieren. Der Nahrungsbrei wartet dort zwischen zwei und neun Stunden im Magen auf seine weitere Reise.

Nun wandert der Nahrungskloß in den Zwölffingerdarm. Dorthinein geben die Bauchspeicheldrüse und die Gallenblase ihre Verdauungssäfte ab. Der saure Brei wird wieder neutralisiert, sodass die Verdauungsenzyme ihr Werk beginnen können. Diese Enzyme spalten die energieliefernden Nährstoffe Fett, Kohlenhydrate und Eiweiß in kleinere Bestandteile. Diese sind so fein, dass sie im Dünndarm endlich über die Darmwand in die Blutbahn aufgenommen werden können. Daraufhin werden sie über den Blutweg im ganzen Körper verteilt und stehen als Baustoff oder Energiequelle zur Verfügung.

Vollkornbrot enthält besonders viele unverdauliche Faserstoffe, die als Ballaststoff in den Dickdarm wandern. Im Dickdarm wird der restliche Nahrungsbrei so richtig schön eingedickt, dabei wird ihm Wasser entzogen. Dieser Schritt ist für unsere Darmbakterien der wichtigste Abschnitt, um hier die wichtigen Ballaststoffe aus unserem Essen als Nahrung aufnehmen zu können. Fehlen die Ballaststoffe an dieser Stelle, führt das zum Absterben unserer Mikroorganismen. Der letzte Abschnitt auf der Reise der Nahrung ist der After, der das Stück Vollkornbrot völlig verwandelt wieder ans Tageslicht bringt. Auf diese Weise entledigt sich unser Körper auf ganz natürliche Weise unnötigen Ballasts.

Unsere Körperabwehr

Das Immunsystem ist unser unsichtbarer Bodyguard, der uns täglich, ja minütlich vor schädlichen Einflüssen durch Krankheitserreger oder andere Stoffe aus der Umwelt schützt.

Zu 80 % liegt unser Immunsystem im Darm verborgen, und solange dieser Bodyguard seinen Job macht, merken wir nicht viel von den vielen, kleinen Kriegen, die er führt. Krank werden wir nur, wenn die Leistungsfähigkeit des Immunsystems geschwächt ist oder ein Krankheitserreger besonders aggressiv ist. Hauptaufgabe des Immunsystems ist es, zwischen den Bakterienzellen und den körpereigenen Zellen zu unterscheiden, doch das ist manchmal gar nicht so einfach. Denn es gibt viele schädliche Bakterienkolonien, die dem Aufbau unserer Körperzellen zum Verwechseln ähnlich sind.

Diesen Effekt haben Wissenschaftler beispielsweise bei Diabetes mellitus Typ 1 beobachtet, hier greifen Abwehrzellen des Immunsystems die Insulin produzierenden Beta-Zellen an und zerstören sie. Leidet das Immunsystem an Gedächtnisverlust? Oder warum greift das Immunsystem seine eigenen Körperzellen an? Genaue Antworten auf diese Fragen gibt es noch nicht, aber Wissenschaftler vermuten, dass an dieser Stelle die Kommunikation zwischen Darmmikrobiom und Immunsystem gestört ist.

Darmmikrobiom und Immunsystem beeinflussen sich gegenseitig, deshalb ist es wichtig, dass eine gemeinsame Entwicklung stattfindet. Je früher das Darmimmunsystem lernt, Fremdorganismen (Bakterien) zu tolerieren, desto besser kann es zwischen fremd und nicht-fremd unterscheiden und umso geringer ist die Wahrscheinlichkeit, an Allergien zu erkranken.

Spezifische und unspezifische Abwehr

Genauso wie wir am Anfang unseres Lebens schreiben und lesen lernen, muss auch unser Immunsystem lernen, was gut und böse ist. So unterscheidet die Medizin zwischen dem angeborenen (unspezifischen) und dem erworbenen (spezifischen) Immunsystem. Das angeborene Immunsystem oder auch unspezifische Immunsystem wehrt Erreger allgemein ab. So arbeitet es vor allem mit »Fresszellen«, welche die Aufgabe haben, bakterielle Infektionen zu bekämpfen. Im Laufe unseres Lebens lernt unser Bodyguard, bestimmte Stoffe, sogenannte Antikörper, gegen Krankheitserreger einzusetzen. Diese Abwehrfunktion wird gelernte oder spezifische Immunabwehr genannt.

Fast Food und Depressionen

Mikroorganismen der Darmmikrobiota können über verschiedene Mechanismen das Gehirn und unsere Stimmung beeinflussen. Darum besteht auch ein Zusammenhang von psychischen Erkrankungen und der Diversität des Darmmikrobioms.

Weltweit sind etwa 121 Millionen Menschen davon betroffen. Und der stetig wachsende Konsum von Fast-Food-Produkten, hochkalorische und einseitige Ernährung sowie regelmäßiger Verzehr in Backshops stehen in Verdacht, Mitauslöser von psychischen Erkrankungen zu sein.

Eine gesunde und präventive Ernährungsweise mit bestimmten Nährstoffen, wie Vitamin-B-Komplexen, Ballaststoffen und mehrfach ungesättigten Fettsäuren (Omega 3-Fettsäuren und Olivenöl), verringert das Risiko, an einer Depression zu erkranken deutlich. Menschen, die weitgehend auf fett- und zuckerreiches Fast Food, To-go-Speisen, Backwaren aus Backshops und frittierte Lebensmittel verzichten, sind laut einer Forschungsreihe des »General Health Questionnaire 12« (GHQ-12) weniger anfällig für depressive Verhaltensweisen. Der Fragebogen des GHQ-12 gibt dem Psychologen bzw. Arzt Auskunft darüber, wie »psychisch gesund« eine Person ist. Andersherum kann aber auch eine Depression zu schlechteren Ernährungsgewohnheiten mit einem höheren Konsum von Fast Food und anderen hochkalorischen Lebensmitteln führen. Während einer Depression ist laut Studie eine erhöhte Energie- und Fettaufnahme unter stressigen Situationen zu beobachten.

Der Darm bringt uns in Stimmung

Darm und Gehirn scheinen wichtige Puzzleteilchen für unsere mentale Gesundheit (emotional und kognitiv) zu sein, nur können wir noch nicht genau sagen, wie sie das machen. Die Darmmikrobiota ist in der Lage, Neurotransmitter wie Dopamin, Serotonin und GABA (Gamma-Amino-Buttersäure) herzustellen, aber es ist nicht klar, ob diese von Darmbakterien hergestellten Überträgerstoffe überhaupt ins Gehirn gelangen. Im Gehirn selbst sind diese und andere Neurotransmitter zweifelsohne an der Steuerung von emotionalen und kognitiven Prozessen beteiligt. Als Neurotransmitter im Gehirn werden Serotonin antidepressive und angstlösende

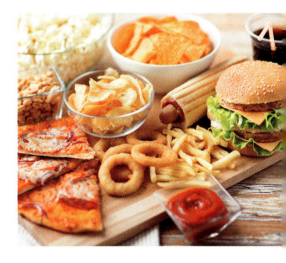

Eigenschaften zugeschrieben. 90 bis 95 % des im Körper vorkommenden Serotonins werden allerdings in der Schleimhaut unseres Darms gebildet und sind für die Steuerung der Darmmotorik und der Darmsekretion von Bedeutung. Bei Aufnahme verdorbener Nahrung, Gastroenteritiden und Darmentzündungen trägt Serotonin jedoch auch zu Übelkeit, Erbrechen, Durchfall und Bauchschmerz bei.

Das Darmmikrobiom beeinflusst die Verfügbarkeit der Aminosäure Tryptophan, aus der im Gehirn der Neurotransmitter Serotonin gebildet wird. So konnte man bei Versuchen mit keimfrei gehaltenen Mäusen die Menge an Tryptophan erhöhen, indem man ihnen Bifidobacterium infantis verabreichte. Dies weist darauf hin, dass Darmbakterien selbst Tryptophan bilden können.

Eine Erhöhung des Tryptophanspiegels begünstigt die Synthese von Serotonin und es ist vorstellbar, dass dies im Gehirn positive Effekte auf unsere emotionale Stimmungslage ausübt. Für die Steigerung der Serotoninsynthese reicht eine Tafel Schokolade leider nicht aus, auch wenn sich das im ersten Moment vielleicht so anfühlt. Damit wir mit einem Lächeln durch den Tag gehen können, ist es besonders wichtig, dass wir unserem Körper »glückliche« Lebensmittel zur Seite stellen, aus denen er ausreichend Tryptophan aufnehmen kann. Besonders glücklich machen beispielsweise Parmesan, Emmentaler, Magerquark, Cashewkerne, Erdnüsse, Haselnüsse, Pilze, Kürbis, Weizenkleie, Vollkornreis, Avocados, Amarant, Sesam, Hirse, Quinoa, Sojabohnen, Walnüsse, Kürbiskerne, Sonnenblumenkerne, Buchweizen, Thunfisch und Eier.

Stellen wir uns vor, wir haben gerade lecker zu Mittag gegessen, ein Thunfisch-Steak mit Amarant und Gemüse. Das in Thunfisch und Amarant enthaltene Tryptophan gelangt über den Blutweg in unseren Körper und wandert über die Blut-Hirn-Schranke ins Gehirn. Auf diesem Abschnitt befinden sich allerdings noch andere Aminosäuren, die versuchen, das gute Tryptophan abzufangen und an dessen Stelle zu treten.

Auslöser Trans-Fettsäuren

Wissenschaftliche Studien konnten beweisen, dass auch der hohe Gehalt an Trans-Fettsäuren, die hauptsächlich in den Produkten industrieller Backshops und in stark verarbeiteten Fertigprodukten vorkommen, Einfluss auf die Ausbildung von psychischen Erkrankungen hat. Trans-Fettsäuren sind ungesättigte Fettsäuren, die durch die lebensmitteltechnologische Verarbeitung von Nahrungsmitteln entstehen. Eine hohe Zufuhr an Trans-Fettsäuren wirkt sich auch nachteilig auf unsere physiologische Gesundheit aus, denn sie können das Risiko für eine Fettstoffwechselstörung, entzündliche Erkrankungen, koronare Herzkrankheiten und für eine endotheliale Dysfunktion erhöhen.

Aber zum Glück haben wir mit unserem Mittagessen wichtige Kohlenhydrate aufgenommen, die einmal verdaut als Glucose ins Blut gelangen und dort gelöst dafür sorgen, dass die Bauchspeicheldrüse Insulin ausschüttet. Das Insulin sorgt nun dafür, dass bei einem gesunden Menschen die konkurrierenden Aminosäuren aus dem Blut verdrängt werden. Der Weg für die Serotonin-Vorstufe Tryptophan in Richtung Gehirn ist frei. Im Oberstübchen einmal angekommen wird Tryptophan in Hydroxytryptophan (5-HTP) umgewandelt. Ebenso wichtig für unsere Stimmung sind die B-Vitamine.

GABA, oder auch Gamma-Amino-Buttersäure, wirkt als natürliches Valium und nimmt in unserem Körper eine wichtige Stellung ein, denn als Neurotransmitter sorgt sie für eine innere Ausgeglichenheit, für Entspannung und für guten Schlaf. Auch hier sind es mal wieder unsere nützlichen und fleißigen Darmbakterien, die unter anaeroben Bedingungen dafür sorgen, dass Gamma-Amino-Buttersäure synthetisiert wird. Wir wissen allerdings nicht, ob die von Bakterien gebildete GABA in ausreichender Menge ins Gehirn gelangt. In Labormäusen ist ein Lactobacillus-Probiotikum allerdings in der Lage, das GABA-System im Gehirn zu verändern, was mit einer angst- und stresslösenden sowie antidepressiven Wirkung verbunden ist. Um die Produktion von GABA in unserem Körper zu erhöhen, sollten fermentierte Lebensmittel genauso wie Walnüsse, Bananen, Weizenkleie, Vollkornprodukte, Linsen, Brokkoli und Spinat auf dem täglichen Speiseplan stehen.

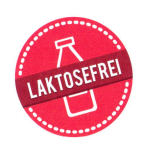
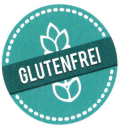

Trendaccessoire Lebensmittelunverträglichkeit

23 % der deutschen Bevölkerung glauben, an einer Lebensmittelunverträglichkeit zu leiden. Wer an keiner Unverträglichkeit leidet, bekommt spätestens beim Bummel durch den Supermarkt eine angedichtet. Bei der unfassbar großen Anzahl an »gesundheitsfreundlichen Lebensmitteln« fällt es doch kaum auf, dass der vor Jahren in den Medien verschriene Analogkäse heute als laktosefreies, überteuertes Markenprodukt in den Supermarktregalen glänzt. Doch gerade mal ein Bruchteil der Personen, die diese Produkte kaufen, leiden auch wirklich an einer Lebensmittelunverträglichkeit.

Vitaminpower

Nicht vergessen, nur mit Vitamin B kommt man weiter. Deshalb unbedingt Lebensmittel auswählen, die aus serotoninfördernden Komponenten wie Vitamine der B-Gruppe (besonders Vitamin B6), Vitamin C, Magnesium, Omega-3-Fettsäuren, Mangan und Zink bestehen.

Der Schmetterling im Kokon

Autismus gehört zu den Krankheiten, die sich weltweit immer mehr ausbreiten, deren Ursache aber bis heute nicht endgültig erklärt werden kann. 1943 wurde das Krankheitsbild Autismus erstmals beschrieben.

Autistische Personen kapseln sich von ihrer Umwelt ab und haben Probleme mit zwischenmenschlichen Beziehungen. Seit Entdeckung der Erkrankung breitet sich Autismus immer mehr aus. In Deutschland geht man von etwa 600.000 Betroffenen aus, Tendenz steigend. Weltweit wird die Anzahl der autistischen Menschen auf 67 Millionen geschätzt. Diese Zahl ist alarmierend und wirft Fragen auf, die es so schnell wie möglich zu erforschen gilt.

Typischerweise leiden die betroffenen Personen an Magen-Darm-Störungen, die sich häufig als Durchfall, Verstopfung oder Blähungen äußern. Kein Wunder, dass mit der Erforschung des Darmmikrobioms nun auch ein Zusammenhang zwischen der Entstehung von Autismus und einer mikrobiellen Fehlbesiedlung des Darms ins Visier gerät. Wissenschaftliche Studien vermuten, dass die Erkrankung durch eine virale Infektion der Mutter während der Schwangerschaft ausgelöst und auf den Fötus übertragen wird. Weitere Risikofaktoren sind wohl die Ernährungsweise des Säuglings, eine fortschreitende Umweltverschmutzung und die genetische Vererbung. Die Ursache für diese Magen-Darm-Beschwerden ist meist eine gestörte Mikroben-Besiedlung des Darms. Auslöser für das Ungleichgewicht der guten Darmbakterien ist die Besiedlung mit Clostridium tetani. Es steht im Verdacht, maßgeblich an der Entstehung eines Leaky-gut-Syndroms bei autistischen Kindern zu sein.

Clostridien sind eine Bakterienart, die bei der Erforschung von Autismus, aber auch von Parkinson, Alzheimer-Erkrankungen und Diabetes Typ 2 relevant ist. Bei der Untersuchung des Darmmikrobioms von autistischen Patienten fand man heraus, dass sich deren Zusammensetzung stark von der eines gesunden Mikrobioms unterscheidet. So war unter anderem die Anzahl an probiotischen Lactobacillus-Bakterien deutlich reduziert. Durch eine bakterielle Infektion mit Clostridium tetani entstehen Neurotoxine, die über eine offene Blut-Hirn-Schranke ins Gehirn gelangen und dort eine Störung der Gehirnfunktion auslösen können. Bei einer experimentellen Studie des California Institute of Technology konnten Forscher erstmals diese Zusammenhänge bei Mäusen nachweisen. Ein neuer therapeutischer Behandlungsansatz verspricht Hoffnung, denn so konnten bei Mäusen, die typische autistische Verhaltensauffälligkeiten zeigten, Probiotikagaben die Symptome der Krankheit lindern. Diese vielversprechende Behandlungsmethode gibt den betroffenen Menschen ein wenig Hoffnung zurück, sich eines Tages doch noch aus dem Kokon befreien zu können.

Das Sterben im Gehirn

Morbus Parkinson ist eine bisher unheilbare Erkrankung, bei der dopaminproduzierende Nervenzellen im Gehirn absterben. Der Mangel an Dopamin führt zu den typischen motorischen Einschränkungen, die diese Erkrankung kennzeichnen.

Erste Anzeichen für das Absterben der Nervenzellen sind z. B. der Ausfall des Geruchssinns, Schmerzen in Muskeln und Gelenken, fehlendes Mitschwingen der Arme beim Gehen und der Wegfall feinmotorischer Fähigkeiten. Betroffene haben zunehmend Schwierigkeiten bei den einfachsten Tätigkeiten, sei es Zähneputzen oder das Zuknöpfen einer Jacke. Im späteren Stadium kann man zunehmend die für Parkinson charakteristischen Symptome erkennen, wie z. B. Muskelsteifheit, Störungen des Magen-Darm-Traktes und Bewegungsverlangsamung bis hin zur Bewegungsstarre.

Typisch für Parkinson ist das Vorhandensein von Lewy-Körperchen, die im Gehirn, aber auch im Nervensystem des Darms vorkommen. Lewy-Körperchen sind Eiweißreste, die sich in den Nervenzellen des Gehirns ablagern und nicht richtig abgebaut werden. Warum die Lewy-Körperchen auch im Nervensystem des Darms zu finden sind, ist noch nicht vollständig geklärt. Die Wissenschaft geht jedoch davon aus, dass entweder Ausscheidungsprodukte der Darmbakterien oder die Bakterien selbst an der Entstehung beteiligt sind.

Die Ursache im Darm

Sicher ist jedoch, dass bei Patienten mit einer Morbus-Parkinson-Erkrankung der Anteil an Bakterien, die für die Produktion von kurzkettigen Fettsäuren verantwortlich sind, deutlich vermindert ist. Die geringe Konzentration von kurzkettigen Fettsäuren könnte also im Zusammenhang mit den auftretenden Verdauungsstörungen bei Parkinson-Patienten stehen. Außerdem konnte festgestellt werden, dass bei den erkrankten Personen die Anzahl an Bacteroidetes- und Prevotellaceae-Bakterien deutlich reduziert war, während die Menge an Enterobacteriaceae-Bakterien überwog.

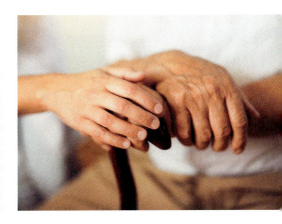

Ohne Ballast stockt's im Darm

Eine vielfältige und dicht mit Mikroorganismen besiedelte Darmmikrobiota ist das A und O für ein gesundes Leben. Ballaststoffe sind dafür ein verlässlicher Kumpel, jederzeit verfügbar und leicht in den Ernährungsplan zu integrieren.

Wie wir bereits wissen, erfüllen Ballaststoffe wichtige Aufgaben in unserem Verdauungstrakt und wirken sich positiv nicht nur auf unseren, sondern auch auf den Stoffwechsel unserer kleinen Mitbewohner aus. Ballaststoffe sind gutes Futter für unsere Mikroorganismen, sie unterstützen das Wachstum und die Vermehrung, insbesondere von Milchsäurebakterien. Sie regen die Darmtätigkeit an, beugen Verstopfungen vor und wirken einer Reihe von Darmerkrankungen entgegen. Unangenehme Hämorrhoiden, Darmkrebs, Diabetes mellitus und Herz-Kreislauf-Krankheiten sind in den ländlichen Gebieten Afrikas kaum zu finden, was ohne Zweifel in Zusammenhang mit dem hohen Ballaststoffgehalt der Ernährung steht.

Hohe Cholesterin- und Blutfettwerte können durch eine gesteigerte Ballaststoffzufuhr ebenfalls gesenkt werden. Eine ballaststoffreiche Ernährung wirkt sich zudem sowohl präventiv als auch bei bestehendem Diabetes mellitus Typ 2 positiv aus, da die Wirksamkeit von Insulin verbessert wird. Wer täglich mindestens 30 bis 40 Gramm Ballaststoffe in seinen Speiseplan integriert, ist auf dem besten Weg, sich gesund zu essen. Gerade am Anfang kann es bei einer Ernährungsumstellung verstärkt zu Blähungen kommen. Der Körper muss sich erst langsam an die erhöhte Zufuhr von Ballaststoffen gewöhnen. Aber auch hier lässt uns die Natur nicht im Stich. Abhilfe kommt aus dem Kräutergarten. So kann bereits ein TL Kreuzkümmel in der Linsensuppe sie leichter verdaulich machen. Sie machen unsere Speisen erst so richtig lecker und stärken dabei den Darm und andere Verdauungsorgane. Unser Stoffwechsel wird so auf natürliche Weise reguliert und Blähungen werden reduziert. Da Ballaststoffe Flüssigkeit binden, ist es zudem wichtig, viel zu trinken, um einer Verstopfung vorzubeugen.

Probiotika, Präbiotika & Synbiotika

»In Quark leben Tierchen, das habe ich im Fernsehen gesehen«, genau mit diesem Satz hat mich neulich mein 6-jähriger Neffe zum Schmunzeln gebracht. Die

---

Gute Ballaststoff-Quellen

Der gesunde Ballast ist ausschließlich in pflanzlichen Produkten wie Vollkornprodukten, Gemüse, Hülsenfrüchten und Obst zu finden. Zu den Ballaststoffen zählen Cellulose, Hemicellulose, Pektine, Inulin und Oligofructose.

> ### Welche Lebensmittel sind probiotisch?
>
> Lebensmittel wie Joghurt, Quark, Dickmilch, Sauerkraut, Brottrunk, Sauerkrautsaft, saure Gurken, Kefir, Tempeh, Miso, Kombucha und Kimchi sind von Natur aus probiotisch. Spätestens wenn wir diese regelmäßig essen, sind wir mit Millionen von gesunden Mikroorganismen versorgt. Jetzt brauchen wir nur noch genügend Präbiotika, um sie zu füttern und zu vermehren. Denn Ballaststoffe dienen unseren Mikroorganismen auch als Energiequelle. Genauso wie probiotische Lebensmittel sollten Präbiotika möglichst frisch gegessen werden, denn lange Transportwege und Lagerzeiten können ihre positive Wirkung abschwächen.

Weltgesundheitsorganisation würde hier wohl eher von Probiotika sprechen und die besagten Tierchen als Laktobazillen und Bifidobakterien benennen. Ebenfalls finden verschiedene Hefen und das »Joghurtbakterium« Streptococcus thermophilus den Weg in verschiedene Lebensmittel.

Damit unsere Mikroorganismen ganze Arbeit leisten können, müssen sie in ausreichender Menge verzehrt werden, denn nur so können sie unsere Gesundheit erhalten und verbessern.

Wellness für den Darm

An apple a day keeps the doctor away! Dieser Spruch kommt wirklich nicht von ungefähr, denn Äpfel enthalten viele Vitamine, Mineralstoffe und Pektine, die unsere Verdauung positiv beeinflussen. Doch leider ist ein Apfel am Tag nicht ausreichend.

Für eine optimale Gesundheit ist es wichtig, unsere Darmmikrobiota regelmäßig zu pflegen. Besonders bei einem angegriffenen Immunsystem oder nach einer Antibiotikabehandlung schreit unser Darm nach einer Wellnesskur. Die nachfolgenden Ernährungsempfehlungen sind essenziell für eine gesunde Darmgemeinschaft. Wie bei jeder Ernährungsumstellung sollten Sie auf Ihren Körper hören und es langsam angehen lassen. Zwingen Sie Ihren Körper nicht und achten Sie auf seine Signale, denn gerade bei einer Umstellung der Ernährungsgewohnheiten kann es zu unangenehmen Blähungen und Verdauungsstörungen kommen. Finden Sie heraus, was Ihnen guttut und starten Sie in kleinen Etappen.

Vermeiden Sie stressige Situationen so weit wie möglich und gönnen Sie sich kleine Phasen der Ruhe. Die nachfolgenden Ernährungstipps gelten für gesunde Menschen und sind nicht uneingeschränkt auf einen kranken Darm übertragbar. Sollten Sie regelmäßig an Magen-Darm-Beschwerden leiden, empfiehlt sich eine gründliche Untersuchung beim Arzt. Im Rahmen einer ausführlichen ärztlichen Untersuchung können mögliche Ursachen erforscht und mit den entsprechenden therapeutischen Behandlungsmethoden behoben werden. Ihr Darm und Ihr Immunsystem werden es Ihnen danken.

13 gesunde Ernährungstipps

1. Vielfältigkeit bei der Lebensmittelauswahl

Ein gesunder Darm und die dort lebenden Mikroorganismen leben von der Vielfalt in unserer Ernährung. Der Mensch ist ein Gewohnheitstier, aber gerade bei einer gesunden Ernährung sollte man öfters seinen Horizont erweitern. Je bunter und vielfältiger die Lebensmittelauswahl, desto besser.

2. Viel Grünzeug

Viel Obst und Gemüse ist die Zauberformel! Pro Tag sollten wir mindestens drei Portionen Gemüse und zwei Portionen Obst essen. Als Richtwert pro Portion gilt eine Handvoll. Gemüse, Obst, aber auch Hülsenfrüchte wie Linsen, Kichererbsen und Bohnen sowie Nüsse enthalten eine Vielzahl an Nährstoffen, Ballaststoffen und sekundären Pflanzenstoffen. Diese machen nicht nur satt, sondern minimieren auch das Risiko für Herz-Kreislauf-Erkrankungen. Für die optimale Ausnutzung der lebensnotwendigen Inhaltsstoffe empfiehlt es sich, das Obst und Gemüse möglichst frisch und nur kurz gegart zu verzehren. Frisch gepresste Säfte oder ein Gemüse-Smoothie zwischendurch peppen den Speiseplan enorm auf.

3. Volles Korn voraus!

Vollkornprodukte wie z. B. Brot, Mehl und Nudeln sind wunderbar für unsere Gesundheit. Das volle Korn bringt den Darm in Schwung, sättigt länger, enthält viele wichtige Ballaststoffe, Vitamine und Nährstoffe. Der Genuss von Vollkornprodukten reduziert das Risiko von Herz-Kreislauf-Erkrankungen, Diabetes mellitus Typ 2, Fettstoffwechselstörungen und Dickdarmkrebs.

4. Tierische Lebensmittel

Milch und Milchprodukte wie Joghurt und Käse sind gute Eiweißquellen. Sie liefern wertvolles Vitamin B2 und Kalzium. Bevorzugen Sie Frischmilch statt H-Milch. H-Milch und daraus hergestellte Lebensmittel sind eher ungünstig für unseren Darm, da sie kaum noch aktive Mikroorganismen enthalten. Fisch, besonders fetter Seefisch ist eine gute Quelle für Omega-3-Fettsäuren und Jod, deshalb sollte er mindestens zweimal pro Woche auf dem Speiseplan stehen. Fleisch ist eine gute Quelle für Eisen, Selen und Zink. Da fleischliche Erzeugnisse reich an Purin sind, sollten nicht mehr als 300 bis 600 g pro Woche verzehrt werden.

5. Gesunde Fette

Gönnen Sie Ihrer Gesundheit gesunde Fette, denn Fett gehört genauso wie Kohlenhydrate und Eiweiß zu den energieliefernden Nährstoffen. Einfach ungesättigte Fettsäuren sind leicht verdaulich. Sie helfen unserem Körper, fettlösliche Vitamine besser (A, D, E, K) zu verwerten. Avocados, Olivenöl, Rapsöl, Samen und Nüsse sind wunderbare Lebensmittelquellen für einfach ungesättigte Fettsäuren. Mehrfach ungesättigte Fettsäuren sind enthalten in Nüssen, Kaltwasserfischarten wie Hering, Thunfisch, Lachs oder Makrele, genauso wie in Walnussöl, Leinöl und Distelöl. Sie sind essenziell für unseren Körper. Wichtigste Vertreter sind hier Omega-3- und Omega-6-Fettsäuren. Speziell Omega-3-Fettsäuren wirken entzündungshemmend auf die Darmschleimhaut. Meiden Sie gesättigte Fettsäuren, da diese in Verdacht stehen, das Risiko für Fettstoffwechselstörungen und Herz-Kreislauf-Krankheiten zu erhöhen. Der Verzehr von hochwertigen Fetten ist nicht nur gut für die Gehirnfunktion und die Zellmembranen, er fördert auch die Darmgesundheit.

6. Zucker und Salz, aber bitte sparsam!
Reduzieren Sie den Gehalt von Zucker und Salz in Ihren Speisen. Statt mit Zucker lässt sich ein Müsli auch mal mit Banane süßen. Zu viel Zucker in den Lebensmitteln zerstört die Mikrobiota und ernährt eher die »bösen« Darmbakterien. Salz lässt sich in unserer Ernährung durch den Einsatz von Kräutern und Gewürzen reduzieren.

7. Viel Trinken
Pro Tag sollten wir zwischen 1,5 und 2 Liter trinken. Geeignet sind hierfür ungesüßte Früchte- und Kräutertees, Wasser, Mineralwasser und Schorlen. Gesüßte Getränke sollten nur selten auf dem Tagesplan stehen, da die gesteigerte Zufuhr an der Entstehung von Übergewicht beteiligt ist. Alkohol sollte ebenfalls nur in kleinen Mengen genossen werden.

8. Schonende Zubereitung
Garen Sie Lebensmittel so schonend und kurz wie möglich. Dabei sollten Sie auf den Einsatz von zu viel Fett und Wasser verzichten. So bleiben nicht nur das Aroma der Lebensmittel, sondern auch Vitamine und Mineralstoffe erhalten.

9. Ernährungsplan
Stellen Sie sich Ihren individuellen Ernährungsplan auf, denn nicht jeder mag Müsli zum Frühstück. Kreativität gerade beim Essen macht Lust auf eine gesunde Ernährung. Wenn Sie keine Rohkost mögen, versuchen Sie es doch mal mit leicht gedämpftem Gemüse.

10. Regional und Saisonal
Bevorzugen Sie saisonale Lebensmittel direkt aus der Region. Erdbeeren zur Winterzeit aus Südamerika lieber nicht kaufen, da sie lange Transportzeiten und -wege hinter sich haben.

11. Konservierungsstoffe, nein danke!
Kaufen Sie frische Lebensmittel ohne Lebensmittelzusätze. Konservierungs- und Zusatzstoffe können getrost im Supermarktregal stehen bleiben. Konservierungsstoffe hemmen in Lebensmitteln das Wachstum von Bakterien und machen sie damit haltbar. Das hat Auswirkungen auf unsere Darmmikrobiota, denn dort wird das natürliche Wachstum unserer Mikroorganismen gestoppt.

12. Achtsamkeit beim Essen!
Genießen Sie Ihr Essen und nehmen Sie sich Zeit dafür. Langsames und bewusstes Essen fördert nicht nur den Genuss, sondern sättigt auch schneller.

13. Immer schön in Bewegung bleiben!
Eine vollwertige Ernährung kombiniert mit ausreichender körperlicher Bewegung ist essenziell für unsere Gesundheit. 30 bis 60 Minuten pro Tag reichen dabei schon aus.

Top 10 Lebensmittel für den Darm

Artischocke

Gesunde Bitterstoffe

Die distelartige Artischocke besitzt riesige Blütenköpfe, auf denen die violett-gefärbten Blüten sitzen. In ihrem Inneren versteckt sich das begehrte Artischockenherz mit seinem zartbitteren Geschmack. Besonders die Blätter finden in der Medizin ihre Anwendung, denn diese enthalten Flavonoide, allen voran die Substanz Luteolin und Cynarosid. Die Artischocke gilt als besonders verdauungsfördernd, was auf ihre Vielzahl von Bitterstoffen und Säuren zurückzuführen ist.

Ihren typisch bitteren Geschmack hat die große Blüte dem Bitterstoff Cynarin zu verdanken. Dieser Stoff hat die besondere Eigenschaft, die Zellwände der Leber vor Giften zu schützen und die Durchblutung zu fördern. Außerdem regt er den Stoffwechsel von Leber und Galle an und wirkt so appetitanregend.

Artischocke senkt den Cholesterinspiegel

Zudem senkt der Wirkstoff in den Artischockenblättern den Cholesterinspiegel und die Blutfettwerte, was wiederum die Entstehung von Fettstoffwechselerkrankungen minimiert.

Doch leider setzt sich in den letzten Jahren ein Trend durch: Da die Bitterstoffe für unseren Gaumen manchmal ein bisschen unangenehm sind, werden sie systematisch herausgezüchtet. So mussten bereits Radicchio, Endiviensalat und Chicorée daran glauben. Der Effekt ist, dass das Gemüse vielleicht ein bisschen besser schmeckt, die gesunden Wirkstoffe allerdings dadurch verloren gehen. Lediglich die Artischocke ist davon verschont geblieben, das liegt aber wohl an ihrem medizinischen Nutzen.

Verwendung

Vor allem die Artischockenherzen sind besonders lecker, sie werden meist in Olivenöl eingelegt oder auch roh verzehrt. Die Blätter hingegen passen wunderbar in Salate und Pastagerichte. Artischocken sollten im Kühlschrank gelagert werden, dort sind sie bis zu vier Tagen haltbar.

Darmschmeichler

Extrakte aus Artischockenblättern lindern Blähungen und vermindern Völlegefühl, dies ist besonders hilfreich nach einem opulenten Festmahl. Genau wie Topinambur ist auch die Artischocke reich an Inulin. Dieses wirkt sich besonders auf den Blutzuckerspiegel aus und fördert die Vermehrung »guter Darmbakterien«, wie z. B. die Milchsäurebakterien Lactobacillus acidophilus und Lactobacillus plantarum.

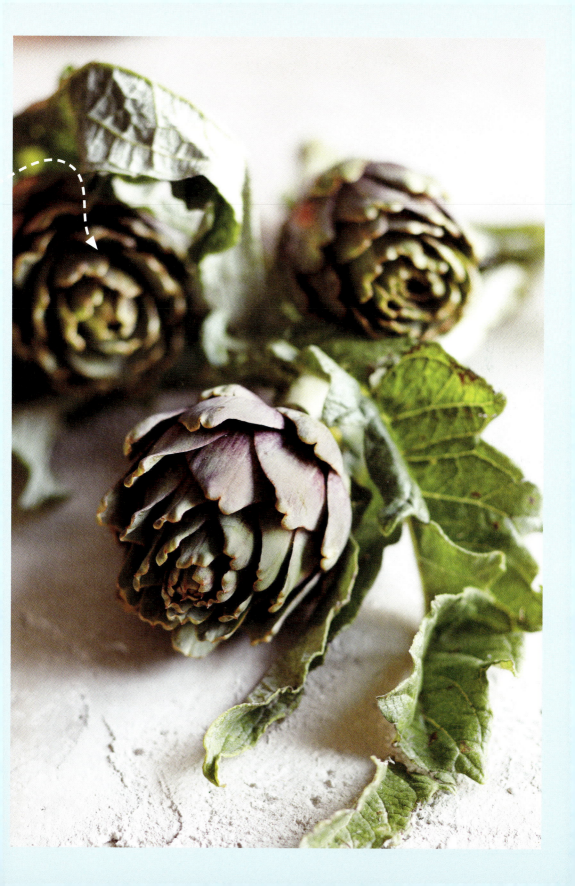

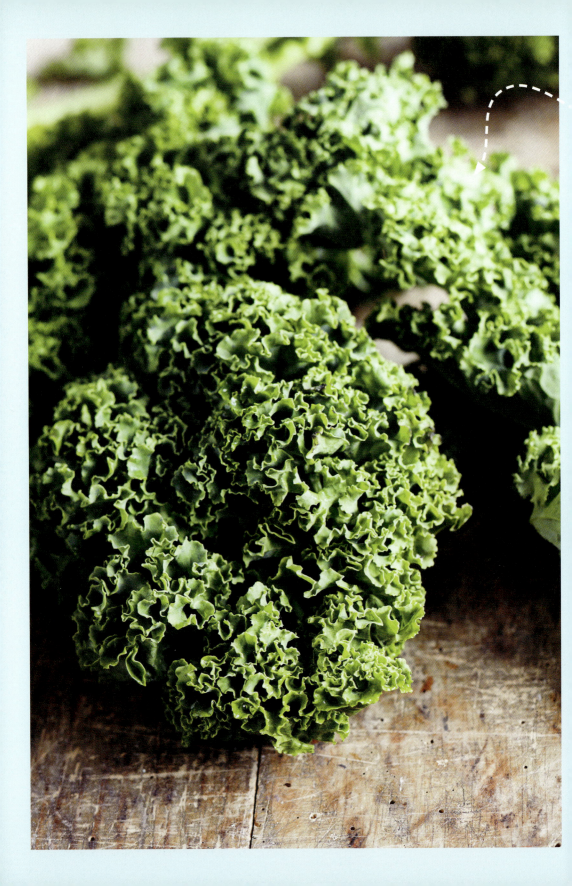

Grünkohl

Absolutes Superfood

Kaum ein Gemüse hat so viele Namen wie Grünkohl. So wird er Blätterkohl, Krauskohl, Federkohl oder auch scherzhaft »friesische« oder »Oldenburger Palme« gerufen.

Grünkohl ist allerdings kein Gemüse, mit dem man seine Scherze treiben sollte, denn in den letzten Jahren ist der wenig beliebte Kohl aufgrund seiner gesundheitsfördernden Inhaltsstoffe zum Superfood unter den Gemüsen aufgestiegen.

Grünkohl wirkt entzündungshemmend

Das dunkelgrüne Wintergemüse ist reich an verdauungsfördernden Ballaststoffen, die eine wunderbare Energiequelle für unsere Darmbakterien darstellen. Das im Grünkohl enthaltene Vitamin K hilft vor unterschiedlichen Krebsarten zu schützen. Eine ausreichende Versorgung mit Vitamin K kann die Entstehung von Alzheimer verhindern und ist ein unerlässlicher Bestandteil für die Blutgerinnung. Die im Grünkohl enthaltenen Omega-3-Fettsäuren wirken entzündungshemmend und sind eine gute Prophylaxe gegen Asthma, Arthritis und Autoimmunkrankheiten. Vitamin A (Retinol) schützt unsere Augen und verbessert das Hautbild. Außerdem sorgt Vitamin A dafür, dass sich unsere Darmschleimhaut normal entwickeln kann. Des Weiteren ist das im Grünkohl enthaltene Vitamin A beteiligt am Schutz unserer Schleimhäute gegenüber Krankheitserregern, und es hilft mit bei der Bildung von Antikörpern für unser Immunsystem.

Grünkohl mag es frostig

In Deutschland ist Grünkohl von Oktober bis Februar erhältlich. Das restliche Jahr ist er nur als Tiefkühlkost verfügbar. Für die Ausbildung seines typisch herb-süßen Geschmacks benötigt der Grünkohl ein kaltes Klima. Je geringer die Temperaturen, desto geringer ist auch der Stoffwechsel in dem Kohlgemüse. Durch das Sonnenlicht wird die Fotosynthese fortlaufend angekurbelt und dabei Traubenzucker gebildet, der allerdings nicht verbraucht und deshalb in den Blättern gespeichert wird, dadurch erhält der Kohl seinen typischen Geschmack.

Tipp: Bevorzugen Sie besonders die kleinen Grünkohlblätter, diese sind meist leckerer und intensiver im Geschmack.

Vitaminbombe

Grünkohl enthält besonders viel Kalium, Kalzium, Vitamin E, K, Magnesium und Natrium. Auch sein Gehalt an Vitamin C und A ist bombastisch. Mit einem Kalziumgehalt von 212mg/100g Lebensmittel schlägt er die Milch mit 120mg/100g um Längen. Wegen seines hohen Protein- und Eisengehaltes ist er auch ein wunderbarer Fleischersatz für Vegetarier. Nicht zu verachten ist sein Gehalt an Vitamin B6, das für die Synthese von Tryptophan in das Glückshormon Serotonin benötigt wird.

Kapuzinerkresse

Grünes Gold
Die Kapuzinerkresse kommt ursprünglich aus Südamerika. In Kolumbien und Peru gilt sie schon seit Jahrhunderten als fester Bestandteil der traditionellen Küche.

Während in den Anden die knollige Kapuzinerkresse (Mashua) als Nutzpflanze angebaut und ähnlich unserer Kartoffel als Brei oder geröstet verzehrt wird, genießt man in Europa vornehmlich die Blüten und Blätter.

Kapuzinerkresse als Heilpflanze
Schon von Weitem erkennt man die Kapuzinerkresse an ihren kreisrunden, sattgrünen Blättern. Mit ihrem leicht würzig-scharfen Geschmack erinnert sie stark an Brunnenkresse. Kapuzinerkresse ist reich an Vitamin C und sogenannten Senfölglykosiden oder auch Glucosinolate genannt. Glucosinolate sind schwefel- und stickstoffhaltige chemische Verbindungen, die aus Aminosäuren gebildet werden. Diese verleihen der Kapuzinerkresse, genauso wie Meerrettich, Senf und Kohl, den etwas bitteren, aber gleichzeitig unvergleichlichen Geschmack. Wegen des hohen Gehaltes an Senfölglykosiden wird die Kapuzinerkresse in der Medizin zur Behandlung und Vorbeugung von Atemwegs- und Harnwegsinfekten eingesetzt. Die gewonnenen Wirkstoffe hemmen das Wachstum von Krankheitserregern und können schädliche Viren und Bakterien abtöten. In der Medizin werden sie daher gerne als antivirales und antibiotisches Heilmittel eingesetzt. Aufgrund ihrer gesunden Inhaltsstoffe können 40 Gramm der frischen Blätter pro Tag das Immunsystem vor ungewollten Infektionen schützen.

Saisonalität & Lagerung
Anders als beispielsweise Grünkohl, der erst mit dem ersten Frost seinen unvergleichlichen Geschmack entwickelt, ist die Kapuzinerkresse besonders frostempfindlich, deshalb empfiehlt sich die Aussaat erst ab Mai. Die grünen Blättchen lassen sich bis in den späten Herbst ernten und genießen. Am besten erntet man die Blättchen frisch und verarbeitet sie noch am gleichen Tag. Sollte das nicht möglich sein, kann man die Brunnenkresse auch in ein feuchtes Tuch wickeln, und bis zu einem Tag im Kühlschrank lagern.

Verwendung
Wegen ihrer großen, dicken Blätter eignet sich Kapuzinerkresse perfekt als Salat sowie Gemüsebeilage oder als Pesto.

> **Tipp**
>
> Auf den Geschmack gekommen, passen die grünen Blättchen fein gehackt in Magerquark, Kräuterbutter oder das Frühstücksomelette. So lässt sich jedes Gericht nicht nur aufpeppen, sondern auch gesundheitlich aufwerten.

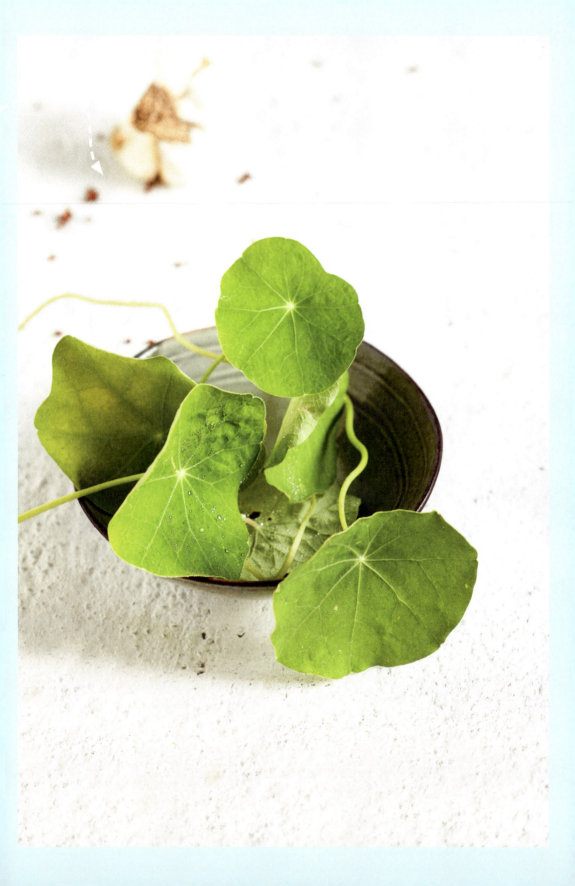

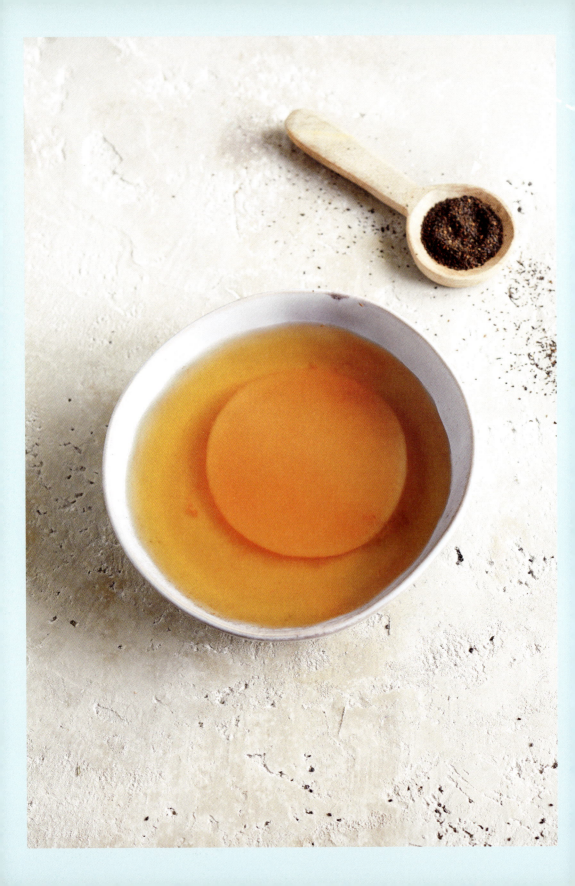

Kombucha

Lebenselixier

Kombucha wird aus dem sogenannten Tee- oder Kombuchapilz hergestellt. Ähnlich wie bei der Herstellung von Sauerkraut heißt es auch hier, Geduld zu bewahren, denn die Lebensgemeinschaft aus Bakterien und Hefen braucht ihre Zeit. Vergleichbar mit anderen fermentierten Lebensmitteln wirkt sich auch Kombucha positiv auf die Darmmikrobiota und deren Mikroorganismen aus.

Kombucha hat einen hohen Gehalt an Essig- und Milchsäure. Essigsäure, eine kurzkettige Fettsäure, wird vor allem im Muskelgewebe verstoffwechselt. Wer den gesundheitlichen Effekt von Kombucha ausnutzen möchte, sollte auf den Kauf des industriell hergestellten Gärgetränkes verzichten, denn aus Gründen der Haltbarkeit wird dieses pasteurisiert. Bei dem Prozess der Pasteurisation wird das Lebensmittel auf eine Temperatur von mindestens 60 °C bis 100 °C erhitzt. Dadurch werden die so wichtigen Mikroorganismen für unseren Darm abgetötet. Kombucha selbst herzustellen, ist hier die beste Möglichkeit.

Inhaltsstoffe

Kombucha enthält viele Vitamine, Mineralstoffe, Enzyme, Bakterien- und Hefestämme. Die wichtigsten Vertreter sind die Vitamin-B-Komplexe, allen voran Vitamin B6, Glucuronsäure und probiotische Milchsäurebakterien.

Unsere Leber produziert Glucuronsäure, um die körpereigenen Stoffwechselgifte und Fremdstoffe, die sich im Blutkreislauf befinden, zu binden. Daneben sind die probiotischen Milchsäurebakterien unverzichtbar für unsere Darmgesundheit, denn sie können durch den Konsum von Kombucha unentbehrliche Nährstoffe wie Biotin, Nikotinsäure, Vitamin B12, Folsäure und Vitamin K bilden. Außerdem sind enthalten: Eisen, Kalium, Zink, Kalzium und Magnesium.

Jetzt stellt sich noch die Frage, ob Kombucha Alkohol enthält. Ja, eine geringe Menge Alkohol entsteht, dieser Gehalt ist allerdings nicht höher als in alkoholfreiem Bier (0,5 Vol.-%) und Fruchtsäften.

Verwendung

Wer in den Genuss von Kombucha und seinen gesundheitlichen Inhaltsstoffen kommen möchte, sollte ihn selbst herstellen. Teepilze in der passenden Ansatzlösung gibt es über das Internet zu kaufen.

Fermentation

Bei der Fermentierung des Teepilzes liefern die Hefen den Bakterien die lebensnotwendigen Stoffe, um den Zucker zu Alkohol zu vergären. Die Bakterien nutzen nun den Alkohol und wandeln diesen in organische Säuren und andere wichtige Inhaltsstoffe um. Es entsteht ein saures Milieu, in dem sich unerwünschte Mikroorganismen nicht ausbreiten können.

Leinsamen

Natürlicher Schleim

Leinsamen oder auch Flachs genannt, gehört zu den ältesten Kulturpflanzen der Welt. Schon im antiken Griechenland wurden Leinsamen und das daraus gewonnene Leinöl als Heilmittel gegen viele Beschwerden eingesetzt.

Leinsamen enthalten von Natur aus viele Schleimstoffe, die im Darm aufquellen und dadurch unsere Verdauung in Gang bringen. In der Samenschale des Leinsamens befinden sich die begehrten Schleimstoffe. Diese setzen sich aus den Kohlenhydraten Xylose, Galacturonsäure und Galactose zusammen. Neben dem begehrten Schleim besteht die Samenschale aus Linol- und Linolensäure. Linolensäure gehört zu den begehrten Omega-3-Fettsäuren.

Braun oder gold?

Leinsamen hat einen leicht herb-nussigen Geschmack. Im Handel gibt es ihn als braunen Leinsamen und Goldleinsamen zu kaufen. Grundsätzlich handelt es sich hier um das gleiche Produkt, allerdings unterscheiden sich beide Sorten in ihrer Zusammensetzung. Brauner Leinsamen enthält einen höheren Anteil Linolensäure (Omega-3-Fettsäure) und weniger Linolsäure (Omega-6-Fettsäure) als Goldleinsamen. Außerdem ist der Goldleinsamen quellfähiger als sein brauner Bruder.

Natürlicher Ballast

Die Schleimstoffe wirken als natürliches Quellmaterial, denn im Darm angelangt binden sie Wasser und quellen auf. Achten Sie beim Kauf darauf, dass sie auf geschroteten Leinsamen zurückgreifen, denn nur so gelangen die wichtigen Schleimstoffe genauso wie das Leinöl nach außen und können ihre positive Wirkung entfalten. Ganze Leinsamenkörner wandern durch den Magen-Darm-Trakt und werden am Ende unverändert mit dem Stuhl ausgeschieden. Damit der Leinsamen auch schön aufquellen kann und sich dadurch der Darminhalt erhöht, ist es wichtig, besonders viel zu trinken. Das im Leinsamen enthaltene Leinöl wirkt wie Schmieröl und befördert den Nahrungsbrei sanft und schnell durch den Magen-Darm-Trakt.

Verstopfung Ade

Leinsamen ist ein perfektes Hausmittel, wenn es um Verstopfung geht, denn er bringt den Darm wieder in Schwung. Allerdings hilft er nicht sofort, genau wie bei einer Ernährungsumstellung geben sie Ihrem Körper zwei bis drei Tage Zeit, um sich an die Umstellung zu gewöhnen.

Verwendung

Leinsamen ist optimal für eine ausgewogene Ernährung und kann wunderbar in Müsli, Salaten, Broten und Snacks verarbeitet werden. Als Verzehrempfehlung sollten 1 EL (10g) Leinsamen mit etwa 100 ml Flüssigkeit aufgenommen werden.

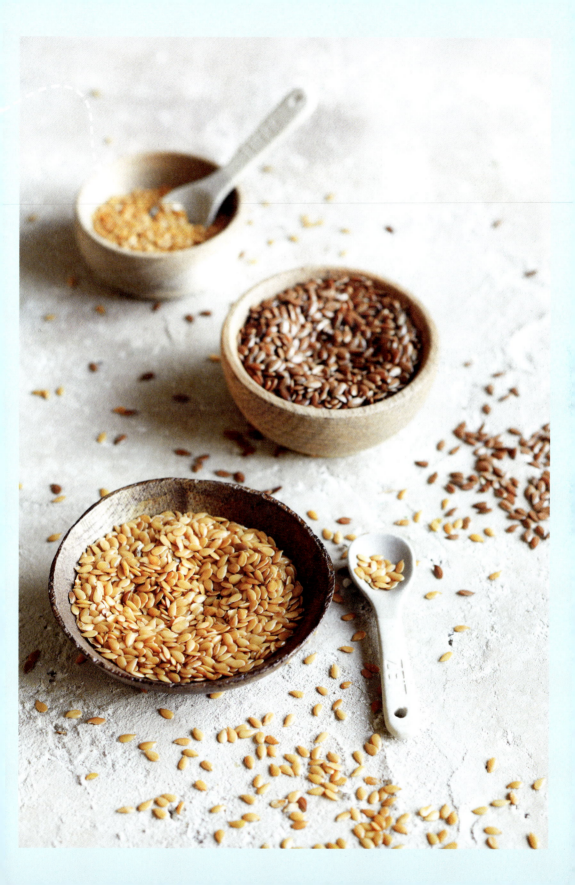

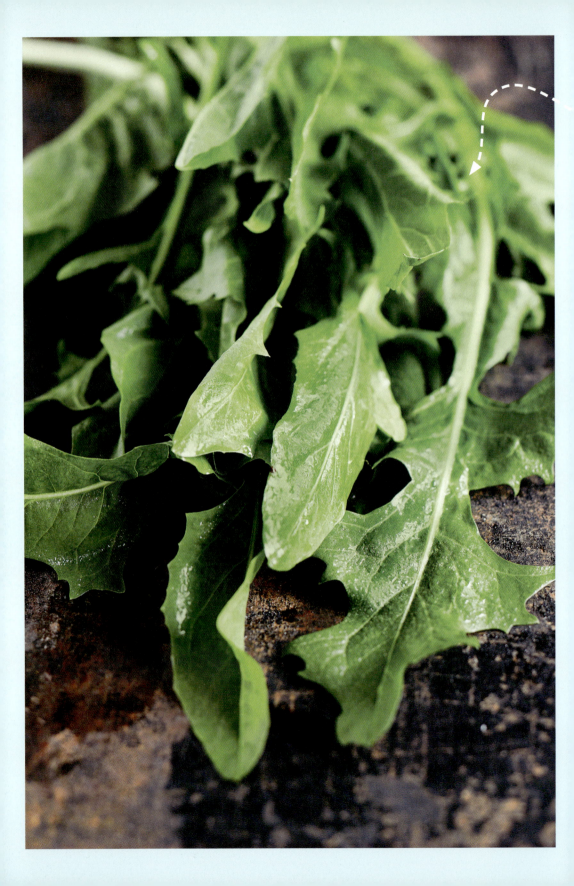

Löwenzahn

Heilkraut statt Unkraut

Löwenzahn, Butterblume, Pusteblume oder auch liebevoll Kuhblume genannt, ist nicht nur zum Leidwesen eines jeden Gärtners unheimlich widerstandsfähig, sondern bringt auch eine Menge gesundheitsfördernder Inhaltsstoffe mit sich.

Mit seiner auffällig gelb blühenden Krone war das grüne Kraut lange Zeit als Unkraut gefürchtet. Heutzutage gilt Löwenzahn nicht nur in kulinarischer Hinsicht als wahrer Leckerbissen, auch aus diätetischer und therapeutischer Sicht besitzen die Blätter, Blüten, der Milchsaft und die Wurzeln großes Potenzial und strotzen nur so vor gesunden Inhaltsstoffen.

Löwenzahn fördert die Gallensekretion

Als besonders hervorzuheben ist der hohe Gehalt an köstlich würzigen Bitterstoffen, allen voran Taraxacin, das geschmacklich stark an Rucolasalat erinnert. Dieser Bitterstoff unterstützt die Gallenproduktion in der Leber, wodurch schädliche Giftstoffe aus Nahrungsmitteln effizienter beseitigt werden können. Ein verbesserter Gallenfluss sorgt dafür, dass die Leber Fette schneller und besser verstoffwechselt, und optimiert dadurch die Cholesterinwerte im Körper.

Vitamine und Mineralstoffe

Löwenzahnblätter liefern neben verdauungsfördernden Ballaststoffen auch eine Vielzahl an Vitaminen, Mineralstoffen und Antioxidantien. So decken bereits 100 Gramm Löwenzahn etwa die Hälfte unseres Vitamin-C Bedarfs. Darüber hinaus enthält Löwenzahn viermal mehr Beta-Carotin als Brokkoli. Löwenzahn ist ein wahrer Vitamin-K-Held, denn im Gegensatz zu anderen Gemüsesorten gilt er als die reichste pflanzliche Quelle von Vitamin K. Das fett-lösliche Vitamin stärkt und fördert die Aktivität gesunder Knochen, beugt Alzheimer-Erkrankungen vor und reduziert neuronale Schäden im Gehirn.

Verwendung

Löwenzahn am besten so frisch wie möglich verarbeiten, denn ab einer Hitzeeinwirkung von über 40 °C vermindert sich seine heilende Wirkung.

Besonders lecker schmeckt er als frischer Salat, Pesto oder auf Pasta.

Verdauungshelfer

Löwenzahn ist ein präbiotisches Lebensmittel. Sein hoher Gehalt an Inulin bringt einen trägen Darm schnell wieder ins Gleichgewicht. Inulin ist ein löslicher Ballaststoff. Es füttert die Darmbakterien und sorgt dafür, dass sich die guten Bifidobakterien vermehren und schlechte Bakterien aus dem Darm vertrieben werden. Spezifisch für präbiotische Lebensmittel ist, dass sie nicht schon im Magen abgebaut oder von der Magensäure aufgespalten werden, sondern ihre volle Wirkung im Darm entfalten können.

Pastinake

Ein längst vergessenes Wurzelgemüse
Pastinake, Hammelkarotte oder auch Germanenwurzel, ist ein sehr altes Wurzelgemüse, das bereits im 18. Jahrhundert in aller Munde war. Schon die Römer waren von der urigen Wurzel begeistert. Doch schon bald wurde die Pastinake als Hauptnahrungsmittel von der Kartoffel und Karotte verdrängt.

Die Pastinake, botanisch Pastinaca sativa, erinnert mit ihrem weißen, faserigen Fleisch und der beigefarbenen Schale an Petersilienwurzel. Geschmacklich trennen die beiden Wurzelsorten allerdings Welten. So hat die Pastinake ein würzig-nussiges Aroma mit sehr viel Süße, während die Petersilienwurzel an Petersilie erinnert.

Inhaltsstoffe
Pastinaken enthalten im Gegensatz zu anderen Gemüsesorten viel weniger Wasser und dafür recht viele Kohlenhydrate. Ihren süßlichen Geschmack verdanken sie ihrem Gehalt an Zucker, Pektin und Stärke. Neben Folsäure enthalten sie auch Vitamin E, C und Kalium. Kalium ist besonders wichtig für die Weiterleitung von Nerven- und Muskelimpulsen in unserem Körper. Erstaunlich ist auch ihr Gehalt an Ballaststoffen, denn dieser ist im Vergleich zu Karotten gleich viermal so hoch. Aufgrund ihres hohen Ballaststoffgehalts eignet sich die Pastinake hervorragend als Energiequelle für unsere Darmbakterien.

Pastinaken lieben es frostig
Ähnlich wie Grünkohl verbessert sich der Geschmack der Pastinake nach dem ersten Frost. Die Erntezeit beginnt Anfang Oktober, von da an bis zum Frühjahr ist die Pastinake im Angebot.

Verwendung
Die Pastinake lässt sich in jeder erdenklichen Weise verarbeiten. So schmeckt sie besonders gut als Rohkost, aber auch in Püree oder als Gemüsebeilage ist sie ein absoluter Knaller. Wird sie roh geknabbert, sollte man sie vorher allerdings mit Zitronensaft beträufeln, um eine unschöne dunkle Verfärbung zu verhindern. Früher wurde die Pastinake getrocknet, gemahlen und als Mehlersatz unter den Lebkuchenteig gemischt. Das ergab einen besonders guten Geschmack. Nicht nur aus der Wurzel lassen sich leckere Gerichte zaubern, auch die Pastinakenblätter eignen sich zum Würzen von Speisen. Allerdings sind diese mit Vorsicht zu genießen. Empfindliche Personen können auf den Verzehr zu hoher Mengen mit Hautausschlägen reagieren, denn die Blätter enthalten sogenannte Furocumarine. Diese können in Verbindung mit Sonnenlicht eine allergische Reaktion auslösen.

Tipp
Verwenden Sie doch mal geriebene Pastinake in Ihrem nächsten Kuchen, Sie werden begeistert sein.

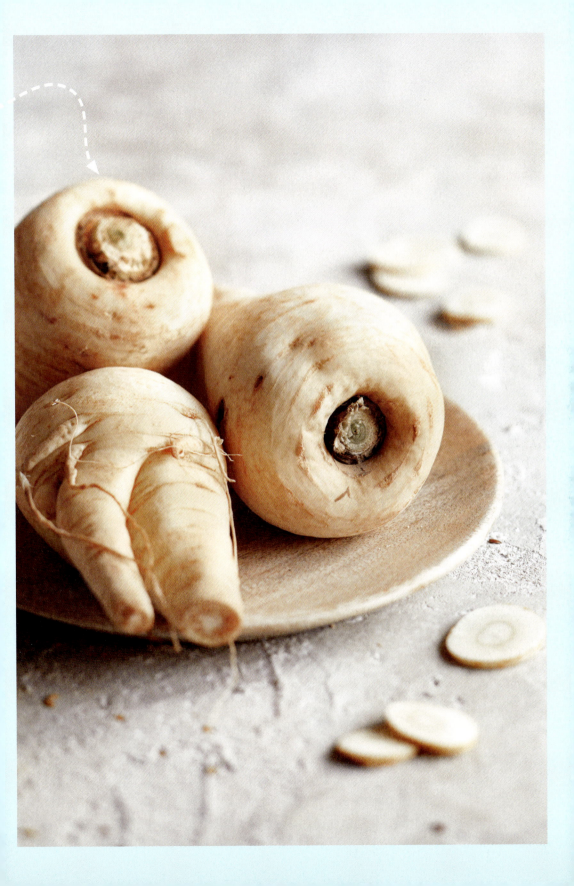

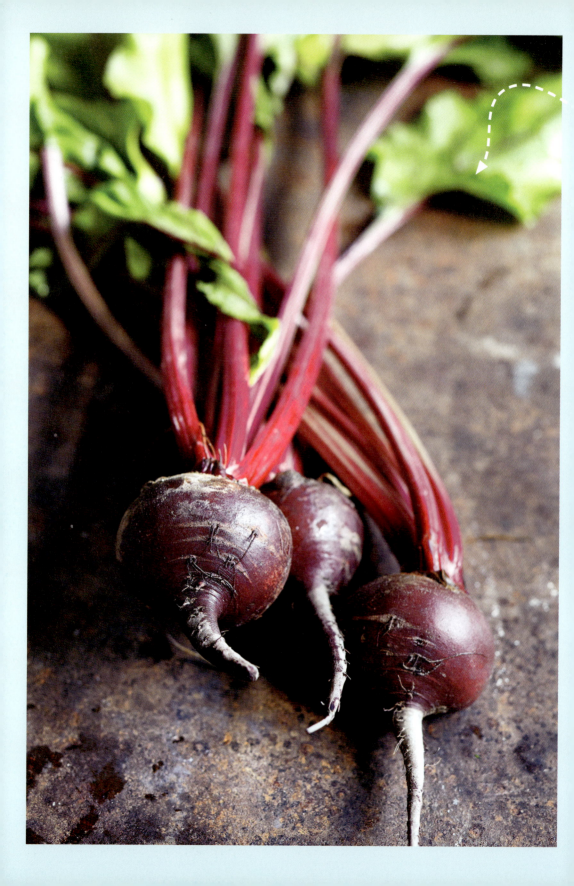

Rote Bete

Grüne Verwandtschaft

Rote Bete ist eine wahre Powerknolle, und obwohl man es ihr gar nicht ansieht, ist sie eng verwandt mit Spinat und Mangold. Die rote Rübe ist vollgepackt mit Vitamin A, B, C und Folsäure. Mineralstoffe und Spurenelemente wie Jod, Kalium, Kalzium, Natrium, Magnesium, Eisen und Phosphor sind ebenfalls in beträchtlichen Mengen in der Wunderknolle vorhanden. Bei Eisenmangel sollten Sie unbedingt auf Rote Bete zurückgreifen, da sie zu den eisenreichsten Gemüsesorten zählt und die perfekte energiereiche Nahrungsergänzung ist. Auch der Gehalt an Kalium ist besonders interessant, da es im menschlichen Organismus zusammen mit Natrium die Körperzellen reguliert und so eine wichtige Rolle bei vielen Stoffwechselvorgängen einnimmt.

Reich an sekundären Pflanzenstoffen

Rote Bete ist reich an sekundären Pflanzenstoffen, besonders Betain sticht hervor. Betain ist nicht nur für die rötlich-violette Farbe verantwortlich, es stimuliert auch die Leberzellen und kräftigt die Gallenblase, was wiederum für eine ungestörte Verdauung unverzichtbar ist.

Schutz vor Herz-und Gefäßerkrankungen

Rote Bete ist bekannt für ihre blutdrucksenkende Wirkung. Grund hierfür ist das in der Knolle enthaltene Nitrat. Dieses wird im Mund von bestimmten Bakterien zu Nitrit umgewandelt. Nitrit weitet die Blutgefäße, sorgt so für eine bessere Durchblutung im Gehirn. So kann der regelmäßige Verzehr von Roter Bete das Risiko von Herz-Kreislauf-Erkrankungen senken. Die in der Roten Bete enthaltenen Pektine (pflanzliche Polysaccharide) regulieren die Blutgerinnung, senken den Cholesterinspiegel und wirken so Arteriosklerose entgegen.

Glück kann man essen

Der sekundäre Pflanzenstoff Betain, auch Trimethylglycin (TMG) genannt, gilt als »Stimmungsaufheller«, da er den Spiegel des Glückshormons Serotonin erhöht.

Saisonalität & Lagerung

Saison der roten Knolle ist von September bis März. Im Spätsommer gibt es bereits frühe Sorten zu kaufen. Achten Sie beim Einkauf darauf, dass die Rüben nicht zu groß und dick sind, da diese meist holzig werden. Je kleiner, umso zarter und schmackhafter sind sie.

Verwendung

Leider bekommt man im Supermarkt häufig nur die rote Knolle, ohne ihre wunderschönen Blätter kaufen zu können, aber auch diese sind essbar. So enthalten Rote-Bete-Blätter siebenmal mehr Kalzium, dreimal mehr Magnesium und sechsmal mehr Vitamin C als die Rote-Bete-Rübe selbst. Rote Bete eignet sich hervorragend als Rohkost, schmeckt super als Beilagengemüse und lässt sich in Muffins und Kuchen verarbeiten.

Sauerkraut

Sauer macht lustig

»Dass sie von dem Sauerkohle eine Portion sich hole«, so heißt es bei Wilhelm Busch, denn schon Witwe Bolte wusste um die gesunden Eigenschaften von Sauerkraut. Leider ist Sauerkraut verstaubt und altmodisch und außer auf dem Oktoberfest in München isst man es kaum noch. Durch den regelmäßigen Verzehr von Sauerkraut kann man die Vermehrung »guter« Darmbakterien begünstigen.

Inhaltsstoffe

Früher wurde Sauerkraut von Seefahrern sehr geschätzt, weil es zum einen sehr lange haltbar war und zum anderen wegen seines Vitamin-C-Gehalts. Vitamin C stärkt die Abwehrkräfte und wirkt als wichtiges Antioxidans. Während der langen Lagerung und Gärung von Sauerkraut entsteht Vitamin B12. Dieses Vitamin B12 kann aber leider nicht von unserem Organismus verwendet werden, da es sich um eine analoge Form handelt.

Das Wunder beginnt im Glas

Bei der Herstellung von Sauerkraut wird zunächst Weißkohl fein gerieben, anschließend mit Salz, Gewürzen und Wasser in einem Gefäß vermengt und kräftig gestampft. Der dabei austretende Sauerkrautsaft bedeckt nun den Kohl und sorgt dafür, dass er nicht mit Sauerstoff in Verbindung kommt. Diesen Prozess nennt man Milchsäuregärung oder auch Fermentierung. Jetzt braucht es etwas Geduld, denn der Fermentierungsprozess kann zwischen einer Woche und ein paar Monaten dauern, je nachdem wie sauer man es mag. Bei der Fermentation werden der pflanzeneigene Zucker und die Stärke mithilfe von Bakterien, Hefen, Schimmelpilzen, aber auch Enzymen in Milchsäure umgewandelt, so wird das Kraut monatelang haltbar.

Verwendung

Nur frisches, rohes Sauerkraut strotzt vor Milchsäurebakterien. Sauerkraut aus dem Glas oder dem Beutel ist längst nicht so gesund, da es pasteurisiert oder sterilisiert ist. Kaufen Sie Ihr Sauerkraut deshalb frisch auf dem Wochenmarkt, in Reformhäusern oder machen Sie es einfach selbst. Wacholder im Sauerkraut bringt die Verdauung und den Stoffwechsel in Schwung und beugt Blähungen vor.

Sauerkraut als Superfood

Das fermentierte oder auch milchsauer vergorene Gemüse enthält hochwertige, probiotisch wirksame Mikroorganismen. Sauerkraut enthält neben Milchsäure auch probiotische Milchsäurebakterien. Sein hoher Anteil an Zellulosefasern und Ballaststoffen ist eine wichtige Energiequelle für unsere Darmbakterien. In Verbindung mit der Gruppe der B-Vitamine, besonders Vitamin B6, kann es zur Regeneration einer geschädigten Darmschleimhaut beitragen. Sauerkraut wirkt entwässernd und besitzt eine reinigende Wirkung.

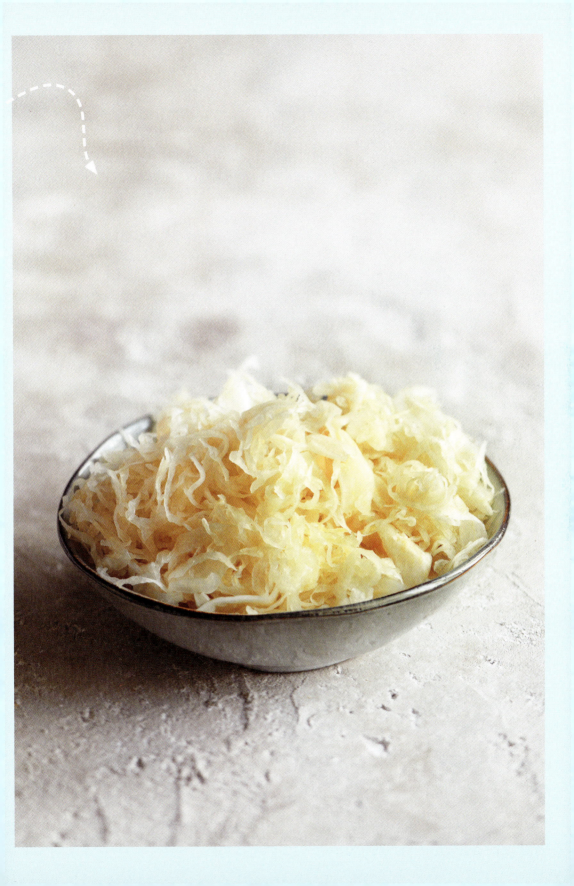

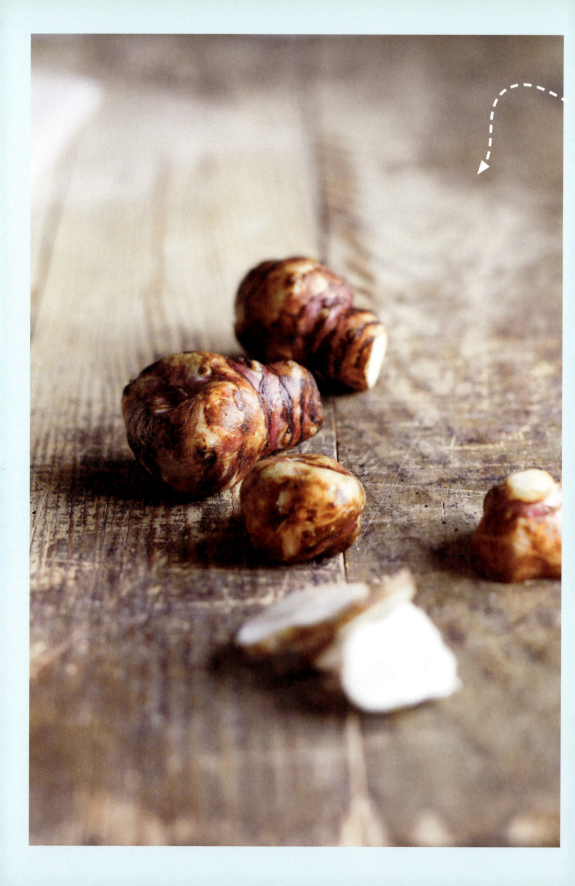

Topinambur

Die Sonnenblume

Im 17. Jahrhundert war Topinambur in der Pariser Küche als Delikatesse kaum wegzudenken, bevor er von unserer Kartoffel verdrängt wurde. Die bräunliche Knolle ist eine Sonnenblume, die in Nord- und Mittelamerika in rauen Mengen wächst. Ihr Geschmack ist leicht nussartig und erinnert ein bisschen an Artischocke.

Top Inulin-Lieferant

Die Topinambur-Knolle enthält mit 12,1g/100g fast fünfmal mehr Ballaststoffe als die Kartoffel. Aufgrund ihres hohen Inulingehalts zählt sie zu den präbiotischen Lebensmitteln. Diabetiker profitieren ganz besonders von dieser drolligen Knolle, da Inulin eine Fruchtzucker-Verbindung ist, die den Blutzuckerspiegel stabilisiert. Außerdem hat Inulin den positiven Nebeneffekt, dass es als Ballaststoff den Appetit zügelt und länger sättigt, ohne dick zu machen. Nicht nur Diabetiker freuen sich über die leckere Knolle, auch unsere Darmbakterien sind ganz verrückt nach ihr, da sie ihnen als energieliefernde Nahrungsquelle dient und das Darmbakterienwachstum anregt.

Lagerung & Saison

Warum die Kartoffel den Topinambur vom Thron stoßen konnte, lässt sich nur damit erklären, dass er weniger gut lagerfähig ist als seine große Schwester. Er verliert schneller Wasser und schrumpft dabei, deshalb lassen sich die kleinen Knollen nur ein paar Tage im Kühlschrank oder im kühlen Keller lagern. Topinambur ist in den Herbstmonaten von Anfang September bis Ende November im Handel erhältlich.

Verwendung

Nicht umsonst gilt Topinambur auch als Kartoffel des Diabetikers, denn sie lässt sich genauso gut verarbeiten. So kann sie mit oder ohne Schale, roh aber auch gekocht zubereitet werden. Fein geraspelt in Salaten, als Topinambur-Püree, -Rösti oder -Suppe macht sie jederzeit eine gute Figur. Wenn Sie Topinambur roh verwenden, sollten Sie die Schnittflächen immer mit Zitronensaft beträufeln, um zu verhindern, dass sie braun werden. Bei Magen-Darm-Problemen empfiehlt sich ein altes Hausmittel. Hierfür ist es hilfreich, vor jeder Mahlzeit eine frische, ungeschälte Topinambur-Knolle (walnussgroß) zu essen. Diese Kur sollte mindestens über 2 bis 4 Wochen durchgeführt werden.

Schlankmacher

Die kleine Knolle ist ein wahrer Segen für Figurbewusste, denn mit 30 kcal pro 100 g Gemüse bringt sie nur die Hälfte an Kalorien mit im Vergleich zur Kartoffel. Neben einem hohen Wassergehalt (80 %) verfügt sie über eine Vielzahl an Vitaminen und Mineralstoffen. So sind Kalzium, Kalium, Natrium, Phosphor und Eisen wichtige Vertreter. Vitamin B1, B2, B6, C und D reihen sich ebenfalls ein.

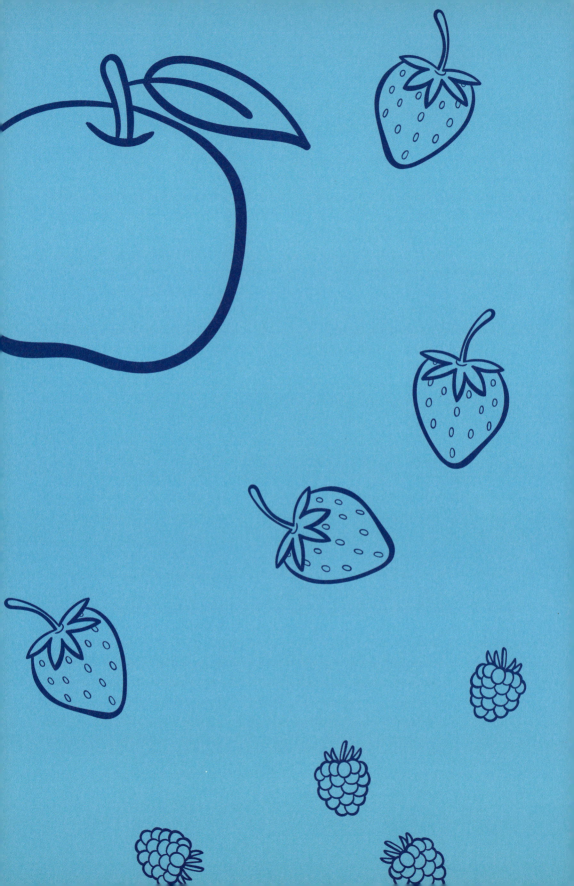

Frühstück

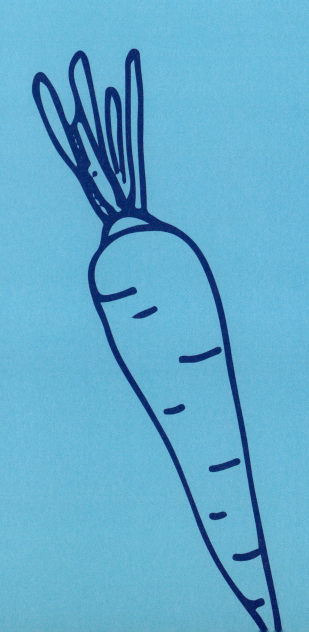

Hirse-Johannisbeer-Crumble

Für 2 Personen | Zubereitungszeit: 35 Minuten

Nährwerte/Portion: 58 g Kohlenhydrate, 16 g Eiweiß, 14 g Fett, 8 g Ballaststoffe

Für den Crumble
- 350 g gemischte Johannisbeeren (rot, schwarz, weiß)
- 75 g Hirseflocken
- 30 g Kokosmehl oder Kokosraspel
- ½ TL frisch geriebener Ingwer
- ½ TL gemahlener Zimt
- 1 Prise Salz
- 2 EL Ahornsirup (30 g)
- 30 g Cashewmus

Für die Sauce
- 250 g Dickmilch (3,5 % Fett)
- 2 EL Ahornsirup zum Süßen (optional)

Den Backofen auf 180 °C Ober-/Unterhitze vorheizen.

Für den Crumble die Johannisbeeren waschen, verlesen, von den Rispen zupfen und auf dem Boden einer Auflaufform verteilen.

Hirseflocken, Kokosmehl, Ingwer, Zimt, Salz, Ahornsirup und Cashewmus in eine Schüssel geben und zu einem krümeligen Teig verkneten.

Die Streusel auf den Johannisbeeren verteilen. Den Crumble im vorgeheizten Backofen in 25–30 Minuten goldbraun backen.

Für die Sauce die Dickmilch nach Belieben mit Ahornsirup verrühren, in zwei Schüsseln anrichten und mit dem Hirse-Johannisbeeren-Crumble servieren.

Good to know
Johannisbeeren sind kleine Vitamin-C-Bomben. Sie sind reich an Kalium und Eisen. Daneben enthalten sie viel Pektin, das gerade bei Verdauungsstörungen wie Durchfall und Blähungen wahre Wunder bewirken kann. Der Pflanzenfarbstoff Quercetin in Johannisbeeren ist ein Antioxidans, welches das Risiko für Dickdarmkrebs minimieren soll.

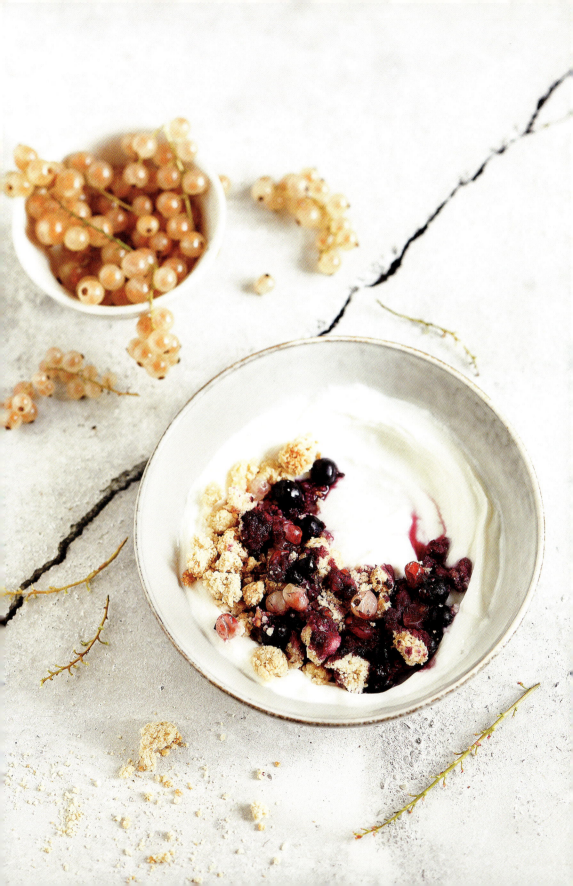

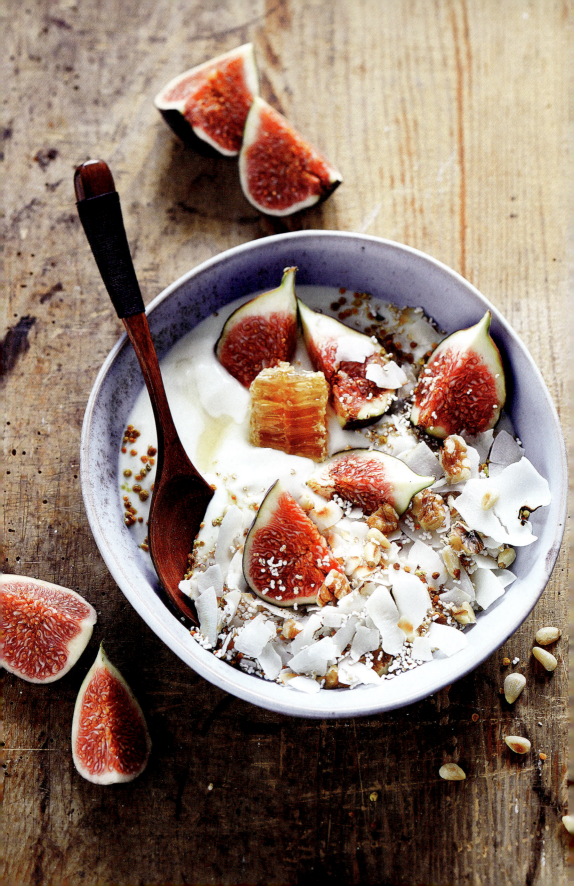

Kokos-Feigen-Joghurt mit gerösteten Nüssen

Für 2 Personen | Zubereitungszeit: 10 Minuten

Nährwerte/Portion: 32 g Kohlenhydrate, 15 g Eiweiß, 24 g Fett, 8 g Ballaststoffe

- 20 g Walnusskerne
- 20 g Pinienkerne
- 20 g Kokosflocken
- 10 g gepuffter Amarant
- 2 frische Feigen
- 300 g Joghurt (1,5 % Fett)
- 2 EL Honig
- 4 TL geschroteter Leinsamen
- 2 TL Bienenpollen

Die Walnüsse fein hacken und zusammen mit den Pinienkernen bei mittlerer Temperatur in einer Pfanne ohne Fett rösten. Kokosflocken und gepufften Amarant hinzugeben und für 1 weitere Minute rösten, bis alles duftet. Die Kokos-Nuss-Mischung auf einen Teller schütten und kurz auskühlen lassen.

In der Zwischenzeit die frischen Feigen waschen, trocknen und vierteln. Den Joghurt mit dem Honig verrühren und auf zwei Schüsseln aufteilen.

Die Nussmischung mit dem geschroteten Leinsamen mischen und auf dem Joghurt verteilen. Die Bienenpollen darüberstreuen und den Joghurt mit den frischen Feigen servieren.

Good to know

Blütenpollen sind pflanzliche Proteinbomben. Etwa die Hälfte dieser Proteine sind freie Aminosäuren, nämlich Leucin, Lysin, Methionin, Phenylalanin, Isoleucin, Threonin, Tryptophan und Valin. Diese Aminosäuren sind für unseren Körper und dienen u.a. der Zellerneuerung.

Knusper-Mandel-Amarant-Müsli

Für 10 Personen | Zubereitungszeit: 10 Minuten | Backzeit: 25–30 Minuten

Nährwerte/40 g: 22 g Kohlenhydrate, 7 g Eiweiß, 10 g Fett, 4 g Ballaststoffe

175 g 5-Korn-Flocken
100 g Amarant
85 g Mandelkerne
60 g Kürbiskerne
1 Prise Salz
2 TL gemahlener Zimt
1 Vanilleschote
2 EL geschmolzenes Kokosöl
75 ml Ahornsirup

Den Backofen auf 150 °C Ober-/Unterhitze vorheizen.

In einer großen Schüssel 5-Korn-Flocken, Amarant, Mandeln, Kürbiskerne, Salz, Zimt und das ausgekratzte Mark der Vanilleschote vermischen.

Nun das geschmolzene Kokosöl und den Ahornsirup hinzugeben und gut durchmischen. Die Müslimischung gleichmäßig auf einem mit Backpapier ausgelegten Backblech verteilen.

Das Müsli im vorgeheizten Backofen auf mittlerer Einschubhöhe in 25-30 Minuten goldbraun backen, dabei mit einem Löffel mehrmals wenden.

Das fertige Müsli nach dem Backen vollständig auskühlen lassen, erst dann in luftdichte Schraubgläser füllen. So hält es sich mehrere Wochen frisch.

Good to know

5-Korn-Flocken sind ein Mix aus Weizen-, Gerste-, Hafer-, Roggen- und Reisvollkornflocken. Amarant das Wunderkorn der Inkas liefert wertvolles Lysin. Diese essenzielle Aminosäure kann unser Körper nicht selbst herstellen und muss daher mit der Nahrung aufgenommen werden. Lysin wird eine antidepressive und verjüngende Wirkung nachgesagt, die sich auch positiv auf die Leistungsfähigkeit des Gehirns auswirken kann.

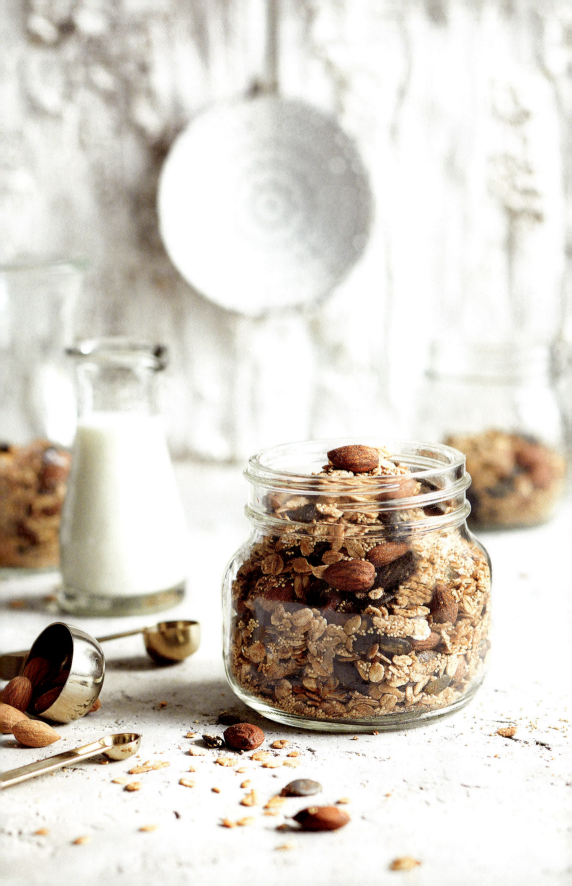

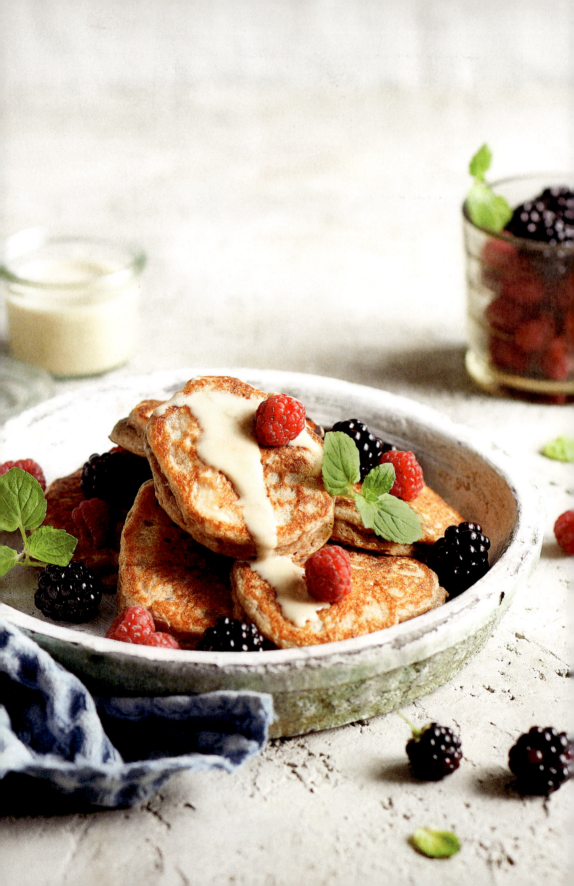

Vollkorn-Dinkel-Pancakes mit Waldbeeren

Für 4 Personen (12 Stück) | Zubereitungszeit: 25 Minuten

Nährwerte/Portion: 29 g Kohlenhydrate, 7 g Eiweiß, 8 g Fett, 5 g Ballaststoffe

Für die Pancakes
- 150 g gemischte Waldbeeren (z. B. Himbeeren, Brombeeren)
- 100 g Dinkelvollkornmehl
- 1 Prise Salz
- 1 Vanilleschote
- ½ Päckchen Backpulver
- ½ TL gemahlener Zimt
- 1 Banane
- 1 Ei (Größe M)
- 125 g Cashewdrink

Für die Cashewsahne
- 30 g Cashewmus
- 1 EL Ahornsirup

Außerdem
- 2 TL Rapsöl zum Ausbacken
- frische Minzblättchen zum Dekorieren (optional)

Die gemischten Beeren waschen, verlesen und auf einem Küchentuch trocknen.

Für den Pancake-Teig Dinkelvollkornmehl, Salz, das ausgekratzte Mark der Vanilleschote, Backpulver und Zimt in einer Schüssel miteinander vermischen. Die Banane schälen, mit einer Gabel fein zerdrücken und zusammen mit dem Ei und dem Cashewdrink zum Mehlgemisch geben. Die Zutaten mit einem Handrührgerät zu einem geschmeidigen Teig verarbeiten.

In der Zwischenzeit eine beschichtete Pfanne erhitzen und den Boden mit Rapsöl einstreichen. Den Pancake-Teig esslöffelweise in die Pfanne geben und bei mittlerer Temperatur auf beiden Seiten jeweils 1 Minute backen. Die Pancakes sind bereit zum Wenden, wenn sie kleine Bläschen bilden. Die fertigen Pancakes auf einem Küchenkrepp abtropfen lassen.

Für die Cashewsahne 4 EL Wasser, Cashewmus und den Ahornsirup miteinander verrühren. Die Pancakes auf zwei Teller verteilen, mit den Waldfrüchten und der Cashewsahne servieren, optional mit Minze dekorieren.

Good to know
Cashewnüsse sind besonders wertvoll, da sie reich an ungesättigten Fettsäuren sind, die den Cholesterinspiegel senken und damit Herz-Kreislauf-Erkrankungen entgegenwirken.

Vollkorn-Kokos-Grießbrei mit Rhabarber-Erdbeer-Püree

Für 2 Personen | Zubereitungszeit: 30 Minuten

Nährwerte/Portion: 47 g Kohlenhydrate, 6 g Eiweiß, 13 g Fett, 9 g Ballaststoffe

Für das Rhabarber-Erdbeer-Püree
- 250 g Rhabarber
- 200 g Erdbeeren
- 3 EL Orangensaft

Für den Grießbrei
- 350 ml Mandeldrink
- 30 g Rohrohrzucker
- 30 g Vollkorn-Weichweizengrieß
- 1 Vanilleschote
- 1 TL gemahlener Zimt
- 1 Prise frisch geriebene Muskatnuss

Zum Dekorieren
- 25 g Kokosflocken
- 2 Zweige frische Minze

Für das Püree den Rhabarber und die Erdbeeren waschen. Den Rhabarber schälen und in grobe Stücke schneiden. Die Erdbeeren putzen und halbieren.

Den Orangensaft in einen Topf geben, die Rhabarberstücke und die Erdbeeren hinzugeben und den Topfinhalt bei mittlerer Temperatur in 8–10 Minuten einkochen lassen. Die Masse mit einem Pürierstab fein pürieren und auskühlen lassen.

Für den Grießbrei in der Zwischenzeit den Mandeldrink in einem Topf aufkochen. Grieß und Rohrohrzucker langsam einrieseln lassen und den Grießbrei anschließend 3–5 Minuten köcheln lassen.

Zwei Gläser bereitstellen und den Grießbrei abwechselnd mit dem Rhabarber-Erdbeer-Püree einschichten. Die Schichtspeise mit Kokosflocken und Minze garnieren und sofort genießen.

Good to know
Bei Verdauungsproblemen sollten Sie unbedingt auf die dicken Stiele des Rhabarbers zurückgreifen. Denn diese enthalten besonders viele Anthranoiden, die die Darmbewegungen fördern und Verstopfungen entgegenwirken.

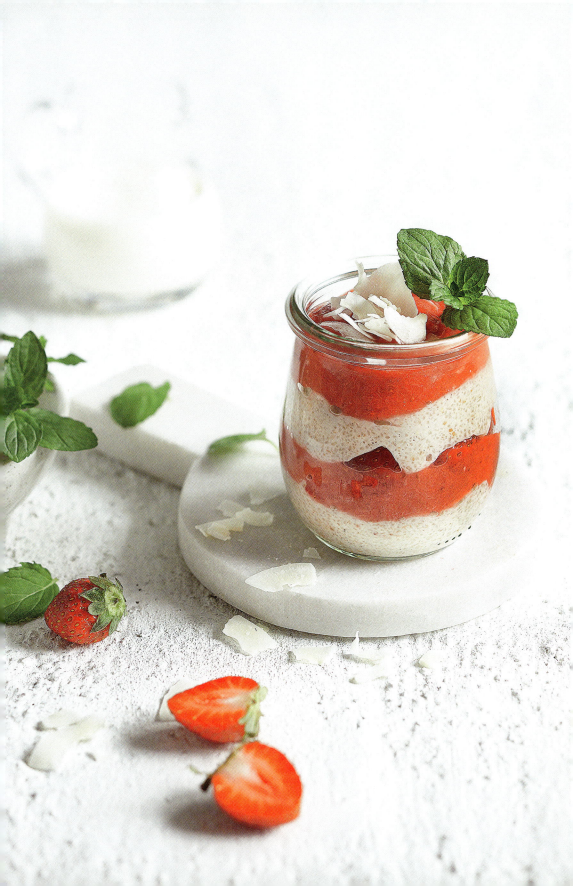

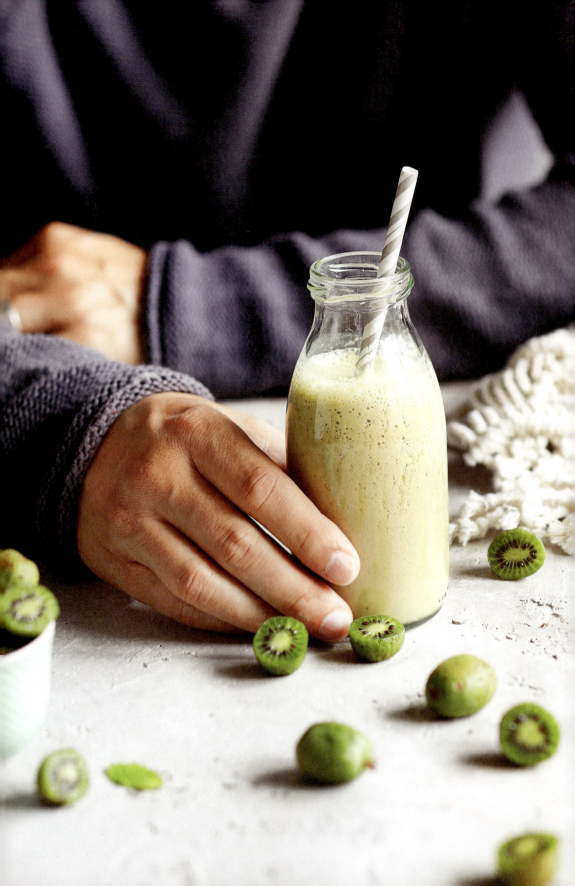

Apfel-Kiwi-Shake

Für 2 Personen | Zubereitungszeit: 10 Minuten

Nährwerte/Glas: 59 g Kohlenhydrate, 8 g Eiweiß, 3 g Fett, 2 g Ballaststoffe

1 Apfel
2 Goldkiwis oder
 220 g Kiwibeeren
2 TL Haferkleie
100 ml Apfelsaft
500 ml Kefir (1,5 % Fett)

Den Apfel waschen, halbieren und entkernen.

Kiwis ebenfalls schälen und zusammen mit dem Apfel in einen Standmixer schichten. Kiwibeeren müssen nicht geschält werden.

Nun Haferkleie, Apfelsaft und Kefir in den Mixer gießen und alles fein pürieren.

Den Shake in Gläser füllen und sofort genießen.

Good to know

Kefir ist ein Sauermilchgetränk, das durch die Gärung von Milch mithilfe von Kefirpilzen entsteht. Dabei werden die für unseren Darm so gesunden Milchsäurebakterien, Hefen und Essigsäurebakterien produziert. Im Dickdarm unterstützen sie die Darmbakterien und stärken unsere Abwehrkräfte.

Frühstück

Cherry-Berry-Overnight-Oats

Für 2 Personen | Zubereitungszeit: 15 Minuten | Kühlzeit: über Nacht

Nährwerte/Portion: 30 g Kohlenhydrate, 10 g Eiweiß, 12 g Fett, 7 g Ballaststoffe

200 ml Sojadrink
  (ohne Zuckerzusätze)
50 g kernige Haferflocken
1 TL Kakao-Nibs
½ TL gemahlener Zimt
1 TL geschrotete Leinsamen
20 g Walnusskerne
3 getrocknete Datteln
100 g Kirschen
50 weiße Johannisbeeren
100 g Joghurt (1,5 % Fett)

In einer großen Schüssel oder einem Glas den Mandeldrink mit den kernigen Haferflocken, Kakao-Nibs, Zimt und dem geschroteten Leinsamen vermengen.

Die Walnüsse und die Datteln grob hacken und ebenfalls unter die Haferflocken rühren.

Anschließend die Overnight-Oats zugedeckt im Kühlschrank über Nacht lagern.

Am nächsten Morgen die Kirschen und Johannisbeeren waschen und trocknen. Die Kirschen zusätzlich halbieren und entkernen.

Das Müsli mit den Kirschen und Beeren dekorieren, mit dem Joghurt servieren und genießen.

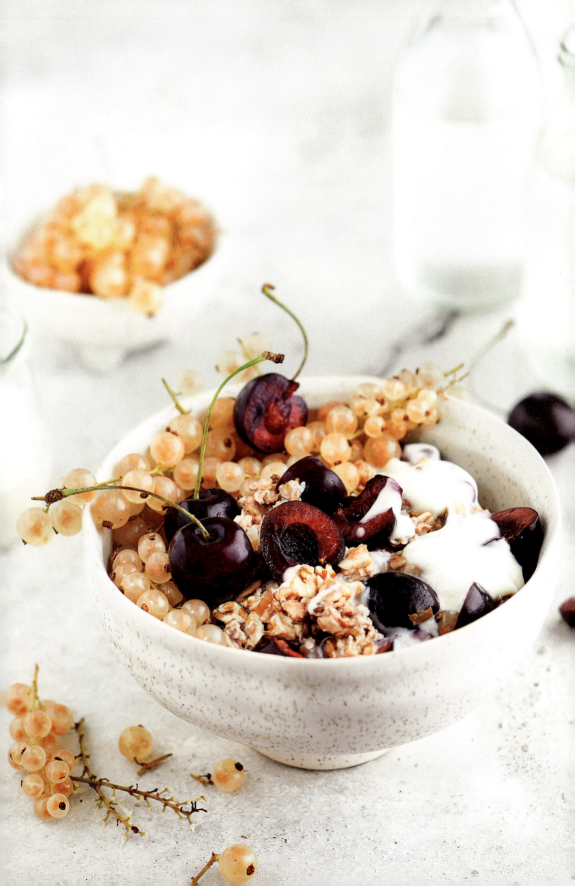

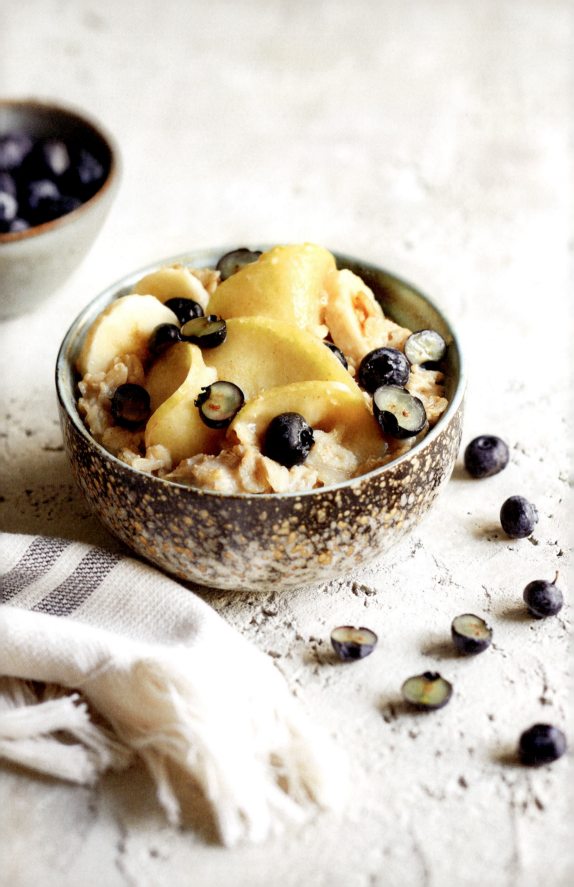

Heidelbeer-Apfel-Porridge

Für 2 Personen | Zubereitungszeit: 20 Minuten

Nährwerte/Portion: 71 g Kohlenhydrate, 11 g Eiweiß, 28 g Fett, 13 g Ballaststoffe

1 Apfel
1 EL Avocadoöl
(alternativ Kokosöl)
500 ml Cashewdrink
(ohne Zucker)
1 TL gemahlener Zimt
2 EL Honig
80 g kernige Haferflocken
1 Banane
50 g Walnusskerne
200 g Heidelbeeren

Den Apfel waschen, halbieren, vom Kerngehäuse befreien und in feine Scheiben schneiden.

Anschließend in einem kleinen Topf das Avocadoöl erhitzen und die Apfelscheiben darin bei mittlerer Temperatur 5 Minuten anschwitzen.

Nun mit dem Cashewdrink aufgießen und Zimt, Honig und die Haferflocken hinzugeben. Alles bei kleiner Temperatur etwa 5 Minuten einköcheln lassen.

Inzwischen die Banane schälen und in Scheiben schneiden. Die Walnüsse grob hacken. Die Heidelbeeren verlesen, waschen und auf einem Küchentuch trocknen.

Den Porridge auf zwei Schüsseln verteilen, mit den Bananenscheiben, den gehackten Walnüssen und den Heidelbeeren garnieren und sofort genießen.

Good to know

Die im Apfel enthaltenen Pektine besitzen eine cholesterinsenkende Wirkung, indem sie Gallensäure binden und dem Stoffwechsel entziehen. Dieser Effekt führt dazu, dass die Leber zur Neubildung von Gallensäure Cholesterin benötigt, das sie aus dem Blut entnimmt.

Frühstück

Avocado-Sprossen-Bagel

Für 2 Personen | Zubereitungszeit: 15 Minuten

Nährwerte/Portion: 30 g Kohlenhydrate, 16 g Eiweiß, 6 g Fett, 5 g Ballaststoffe

Für das Hummus
- 1 Dose Kichererbsen (400 g; Abtropfgewicht 240 g)
- 1 Knoblauchzehe
- 2 EL Zitronensaft
- 2 EL Tahin (Sesampaste)
- 2 EL Olivenöl
- 1 EL Ajvar (milde Paprikapaste)
- Salz, Pfeffer

Für die Frühstücksbagel
- 2 Bagel (à 70 g) (siehe Rezept Seite 140)
- 2 EL Hummus (40 g, s. o.)
- 80 g Camembert
- ½ Avocado (95 g)
- 1 EL Zitronensaft
- 15 g Erbsenspargelsprossen
- 10 g Knoblauchsprossen
- Salz, Pfeffer

Für das Hummus die Kichererbsen gut abtropfen lassen und in einen Multizerkleinerer füllen.

Die Knoblauchzehe abziehen, grob hacken und zusammen mit 2 EL Zitronensaft, Tahin, Olivenöl und Ajvar zu den Kichererbsen geben.

Die Zutaten auf höchster Stufe fein pürieren. Das Hummus noch mit Salz und Pfeffer abschmecken.

Die Bagels waagerecht durchschneiden und die unteren Hälften mit Hummus bestreichen.

Den Camembert in Scheiben schneiden. Die Avocado schälen, vom Kern befreien, das Fruchtfleisch in Scheiben schneiden und mit dem restlichen Zitronensaft beträufeln. Den Erbsenspargel und die Knoblauchsprossen waschen und trocknen.

Nun den Camembert auf dem Bagel verteilen, mit den Avocadoscheiben und mit den Sprossen belegen. Die Bagels je nach Geschmack noch mit Salz und Pfeffer abschmecken und genießen.

Good to know
Die Avocado ist reich an mehrfach ungesättigten Fettsäuren, außerdem ist sie eine der Vitamin-E-reichsten Früchte. So beugt sie Arteriosklerose vor und schützt das Herz.

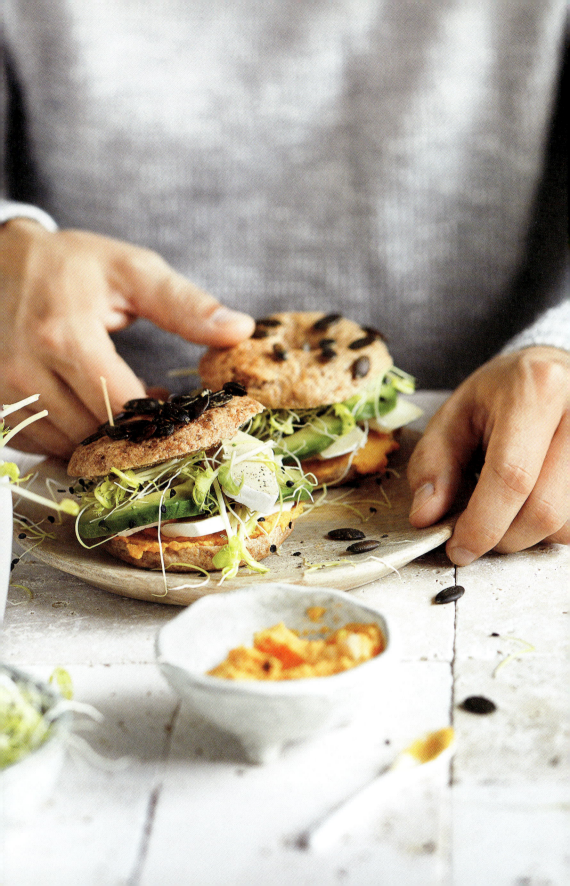

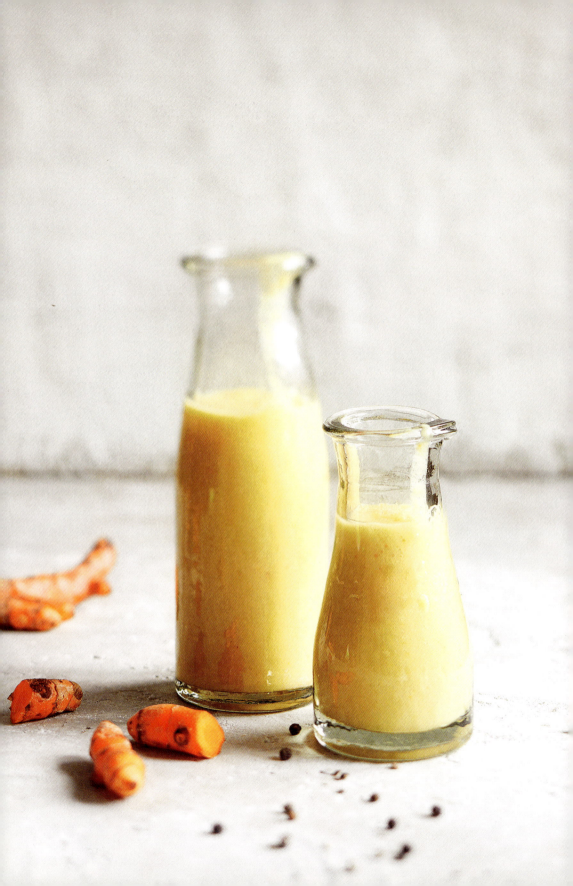

Goldener Kurkuma-Smoothie

Für 2 Personen | Zubereitungszeit: 10 Minuten

Nährwerte/Glas: 45 g Kohlenhydrate, 5 g Eiweiß, 7 g Fett, 5 g Ballaststoffe

1 essreife Mango
5 g frische Bio-Kurkuma
500 ml Mandeldrink
½ TL gemahlener Zimt
1 Prise gemahlener schwarzer Pfeffer
2 EL feine Haferflocken

Die Mango schälen. Anschließend das Fruchtfleisch zuerst vom Kern schneiden und dann würfeln.

Die frische Kurkuma-Wurzel waschen und auf einem Küchentuch trocken tupfen.

Nun Mangowürfel, Kurkuma und die restlichen Zutaten in einen Mixer füllen. Die Smoothie-Mischung auf höchster Stufe fein pürieren und anschließend auf zwei Gläser aufteilen.

Durch die fruchteigene Süße der Mango kann auf zusätzliche Süßungsmittel verzichtet werden.

Tipp
Bei der Verwendung von Bio-Kurkuma muss die Wurzel nicht geschält werden.

Good to know
Kurkuma, auch Gelbwurz genannt, ist ein absolutes Superfood. Das in Kurkuma enthaltene Curcumin ist für die orange-gelbliche Farbe verantwortlich und soll vor Alzheimer schützen. Außerdem lindert es Magen-Darm-Beschwerden und wirkt entzündungshemmend.

Karotten-Rote-Bete-Saft

Für 2 Personen | Zubereitungszeit: 10 Minuten

Nährwerte/Glas: 32 g Kohlenhydrate, 2 g Eiweiß, 0,3 g Fett, 5 g Ballaststoffe

2 lila Karotten (160 g)
1 grüner Apfel (190 g)
300 ml Rote-Bete-Direktsaft
  (milchsauer vergoren)
200 ml Mineralwasser

Die Karotten putzen, schälen und grob hacken. Den Apfel waschen, halbieren und entkernen.

Möhren und Apfel in einen Mixer geben. Mit Rote-Bete-Direktsaft und Mineralwasser auffüllen.

Alle Zutaten auf höchster Stufe fein pürieren, auf zwei Gläser aufteilen und sofort genießen.

Good to know

Der milchsauer vergorene Rote-Bete-Saft unterstützt die Darmmikrobiota durch seine wertvollen rechtsdrehenden Milchsäurebakterien. Erhältlich ist er in jedem Bio-Markt oder Reformhaus.

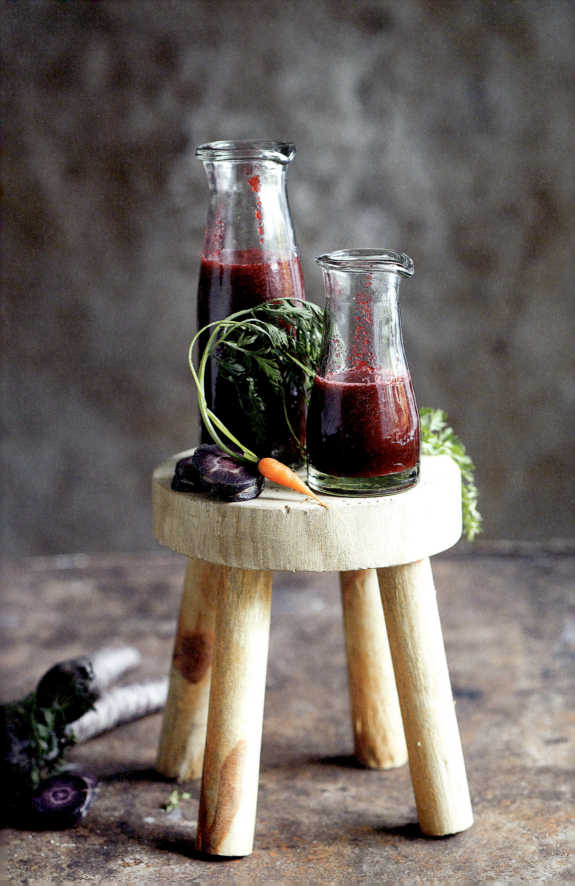

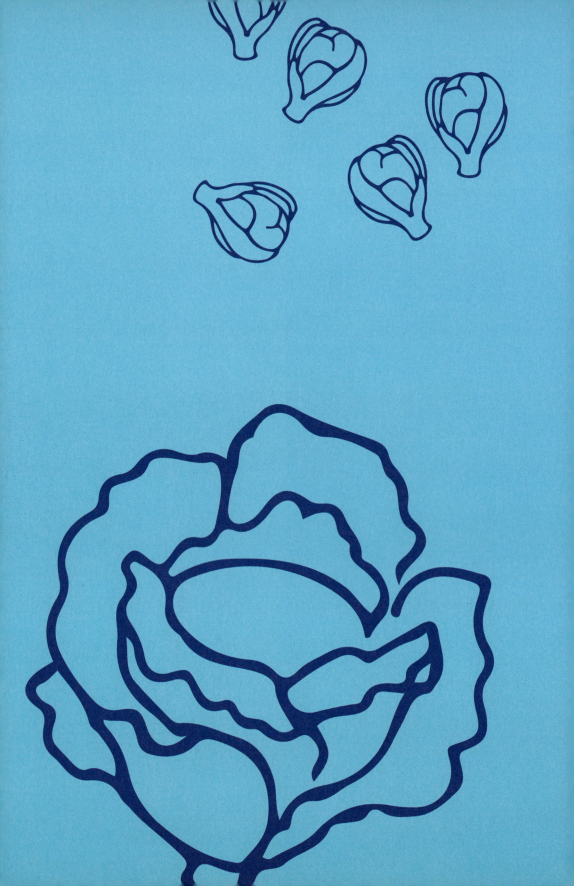

Salate und Suppen

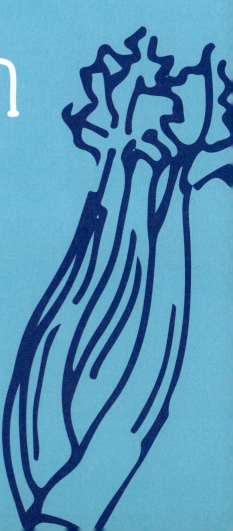

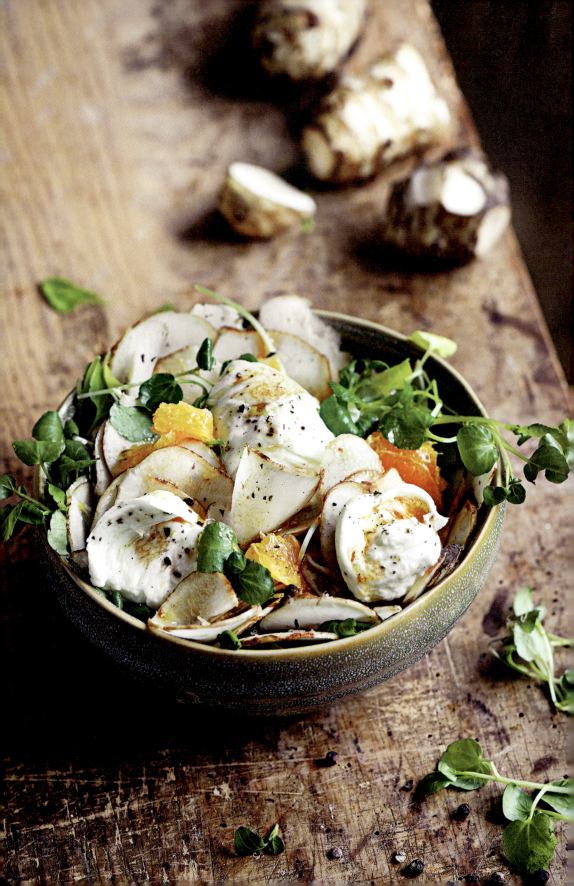

Brunnenkresse-Topinambur-Salat

Für 2 Personen | Zubereitungszeit: 20 Minuten

Nährwerte/Portion: 15 g Kohlenhydrate, 14 g Eiweiß, 27 g Fett, 15 g Ballaststoffe

Für das Dressing
- 2 EL Olivenöl
- 1 EL Aceto balsamico
- ½ TL mittelscharfer Senf
- 1 TL Honig
- 1 TL abgeriebene Bio-Orangenschale
- Salz, schwarzer Pfeffer

Für den Salat
- 1 Bio-Orange
- 200 g Topinambur
- 1 EL Zitronensaft
- 100 g Brunnenkresse
- 2 Büffelmozzarella (250 g)

Fürs Dressing Öl, 2 EL Wasser, Aceto balsamico, Senf und Honig in einer Schüssel miteinander vermischen.

In einer kleinen Schüssel die Orangenschale mit dem Dressing mischen und dieses nach Belieben mit Salz und Pfeffer abschmecken.

Nun die Orange schälen und filetieren. Topinambur gut waschen, auf einem Küchentuch trocknen und anschließend in feine Scheiben hobeln. Topinamburscheiben in einer Salatschüssel mit Zitronensaft beträufeln und zur Seite stellen.

Die Brunnenkresse verlesen, waschen, trocken schleudern und mit dem Topinambur und den Orangenfilets in einer großen Schüssel mischen.

Den Büffelmozzarella leicht zerzupfen. Den Salat mit dem Dressing beträufeln, auf zwei Tellern anrichten und mit dem Büffelmozzarella servieren.

Grünkohl-Gurken-Kartoffel-Salat

Für 2 Personen | Zubereitungszeit: 20 Minuten | Ruhezeit: 20 Minuten

Nährwerte/Portion: 32 g Kohlenhydrate, 7 g Eiweiß, 12 g Fett, 9 g Ballaststoffe

100 g Grünkohl (ohne Strunk)
Saft von 1 Zitrone
300 g Pellkartoffeln
⅓ Salatgurke
1 Stück Ingwer (5 g)
2 EL Mayonnaise
75 ml Kefir (1,5 % Fett)
Salz, Pfeffer

In einer großen Schüssel den Grünkohl mit Zitronensaft beträufeln. Anschließend den Grünkohl so lange massieren, bis er schön weich ist.

Kartoffeln pellen und in Scheiben schneiden. Die Gurke waschen, trocknen und in Scheiben schneiden.

Nun die Pellkartoffeln und die Gurkenscheiben zum Grünkohl geben und vermischen.

Für das Ingwer-Dressing den Ingwer schälen, fein reiben und in eine kleine Schüssel geben.

Die Mayonnaise und den Kefir hinzugeben und alles gut verrühren. Die Salatsauce mit Salz und Pfeffer abschmecken und über den Salat gießen.

Den Grünkohl-Gurken-Kartoffel-Salat gut durchmischen und 20 Minuten durchziehen lassen.

Good to know

Grünkohl ist ein wahres Superfood. Er liefert besonders viel Vitamin C, Vitamin K, Calcium und Eisen. Außerdem ist das grüne Kraut besonders empfehlenswert für eine vegetarische oder vegane Ernährungsweise, da es reich an hochwertigen Proteinen ist. Daneben enthält Grünkohl viele sekundäre Pflanzenstoffe, die wichtigsten sind hierbei die antioxidativ wirksamen Flavonoide und Carotinoide.

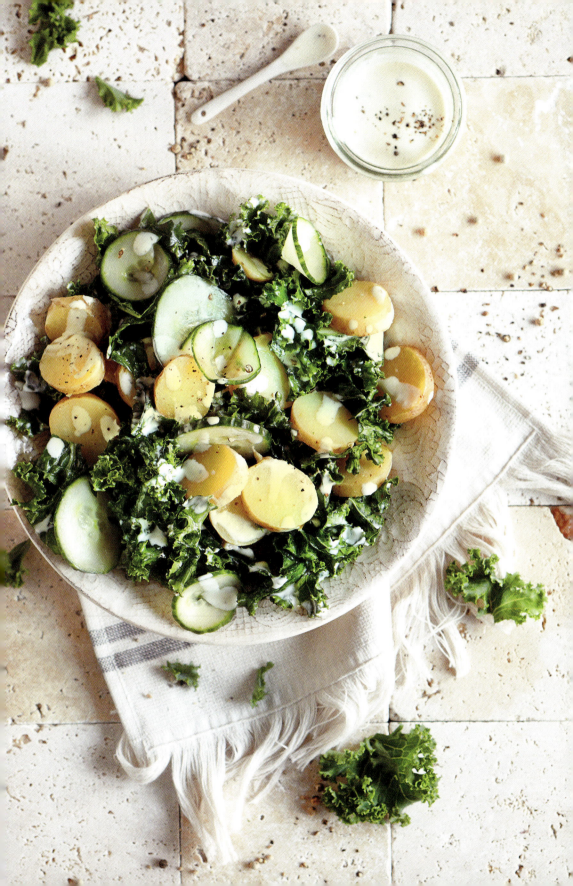

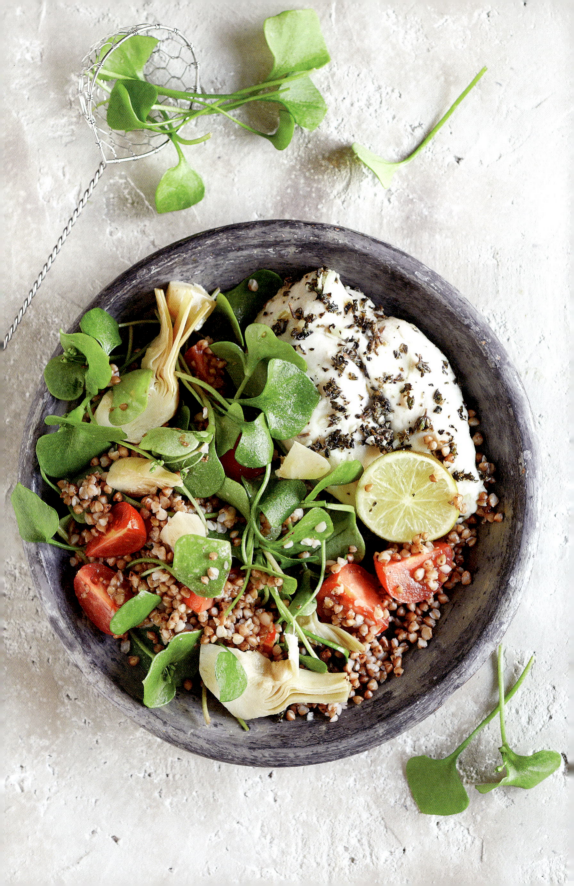

Buchweizensalat mit Limettenhähnchen

Für 2 Personen | Zubereitungszeit: 30 Minuten | Kühlzeit: 1 Stunde | Backzeit: 30 Minuten
Nährwerte/Portion: 40 g Kohlenhydrate, 39 g Eiweiß, 19 g Fett, 6 g Ballaststoffe

Für das Limettenhähnchen
- Saft und abgeriebene Schale von 1 Bio-Limette
- 2 EL Olivenöl
- 1 TL Honig
- 1 Knoblauchzehe
- 2 Zweige Rosmarin
- 2 Zweige Majoran
- 2 Hähnchenbrustfilets (à 150 g)
- Salz, Pfeffer

Für den Salat
- 100 g Buchweizen
- 200 ml Gemüsebrühe
- 50 g Portulak
- 8 Kirschtomaten
- 100 g eingelegte Artischocken
- ½ TL gemahlener Kreuzkümmel
- Salz, Pfeffer

Good to know
Anders als gedacht, ist Buchweizen kein Getreide, sondern gehört zu den Knöterichgewächsen. Die im Buchweizen enthaltenen Ballaststoffe helfen dabei, Gift in unserem Körper zu binden und auszuscheiden.

Für das Hähnchen Limettensaft und -schale mit Olivenöl und Honig in einen Gefrierbeutel geben. Knoblauch abziehen und fein hacken. Rosmarin und Majoran waschen, trocken schütteln, die Blättchen abzupfen und fein hacken. Kräuter und Knoblauch in den Gefrierbeutel füllen und alles gut durchmischen.

Die Hähnchenbrustfilets waschen, mit Küchenpapier trocken tupfen und in den Gefrierbeutel geben. Diesen gut verschließen, die Mischung gut durchschütteln und im Kühlschrank 1 Stunde marinieren lassen.

Den Backofen auf 160 °C vorheizen und eine ofenfeste Auflaufform bereitstellen. Die marinierten Hähnchenbrustfilets in die Auflaufform legen und im heißen Ofen (Mitte) 25-30 Minuten garen.

Inzwischen für den Salat den Buchweizen mehrfach gründlich durchwaschen. Die Brühe und den Buchweizen in einen Topf geben, aufkochen und bei kleiner Temperatur zugedeckt 15 Minuten ausquellen lassen.

Den Portulak waschen und trocken schleudern. Die Kirschtomaten waschen, trocknen und vierteln. Buchweizen, Portulak, Kirschtomaten und die eingelegten Artischocken in eine Schüssel geben. Den Salat gut durchmischen, mit Kreuzkümmel, Salz und Pfeffer abschmecken und auf zwei Tellern mit den Hähnchenbrustfilets anrichten.

Rote-Bete-Salat mit Sprossen

Für 2 Personen | Zubereitungszeit: 15 Minuten | Backzeit: 55 Minuten

Nährwerte/Portion: 29 g Kohlenhydrate, 9 g Eiweiß, 17 g Fett, 8 g Ballaststoffe

Für den Rote-Bete-Salat
5 Knollen Rote Bete (445 g)
1 EL Olivenöl
Salz, Pfeffer
50 g Rucola
50 g Blutampfer
50 g Rote-Bete-Sprossen
30 g Walnusskerne

Für das Dressing
Saft der gegarten Roten Beten
3-4 EL Kefir (1,5 % Fett)
1 EL Zitronensaft
½ TL Honig
Salz, Pfeffer (optional)

Den Backofen auf 200 °C Ober-/Unterhitze vorheizen.

Für den Salat Rote Beten waschen, schälen und vierteln, dabei am besten Einmalhandschuhe tragen.

Die Roten Beten auf ein Stück Alufolie legen, mit Olivenöl beträufeln, mit Salz und Pfeffer würzen und die Alufolie zu einem Päckchen zusammenklappen.

Das Päckchen auf ein Backblech legen und die Beten im vorgeheizten Backofen auf mittlerer Schiene in 45-55 Minuten garen.

In der Zwischenzeit den Rucola und den Blutampfer verlesen, waschen und trocken schleudern. Die Rote-Bete-Sprossen ebenfalls waschen und trocknen. Die Walnüsse grob hacken und zur Seite stellen.

Für das Dressing den beim Backen entstandenen Rote-Bete-Sud mit Kefir, Zitronensaft und Honig zu einer Salatsauce verrühren und diese bei Bedarf mit Salz und Pfeffer abschmecken.

Blattsalate, Rote Beten und Sprossen auf zwei Tellern anrichten, mit den gehackten Walnüssen bestreuen, mit dem Dressing beträufeln und sofort genießen.

Good to know
Rote-Bete-Sprossen sind nicht nur besonders dekorativ, sie enthalten auch viel Folsäure und sind reich an Kalzium und Magnesium.

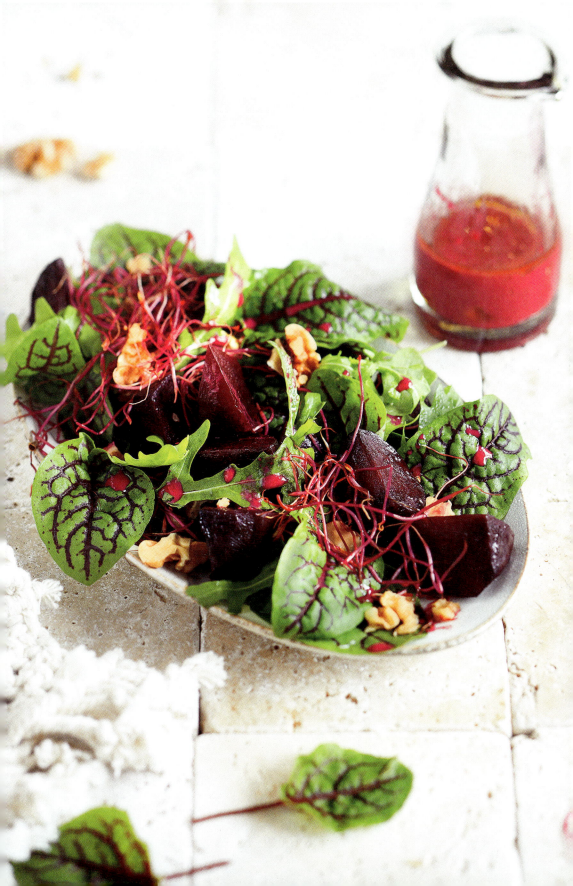

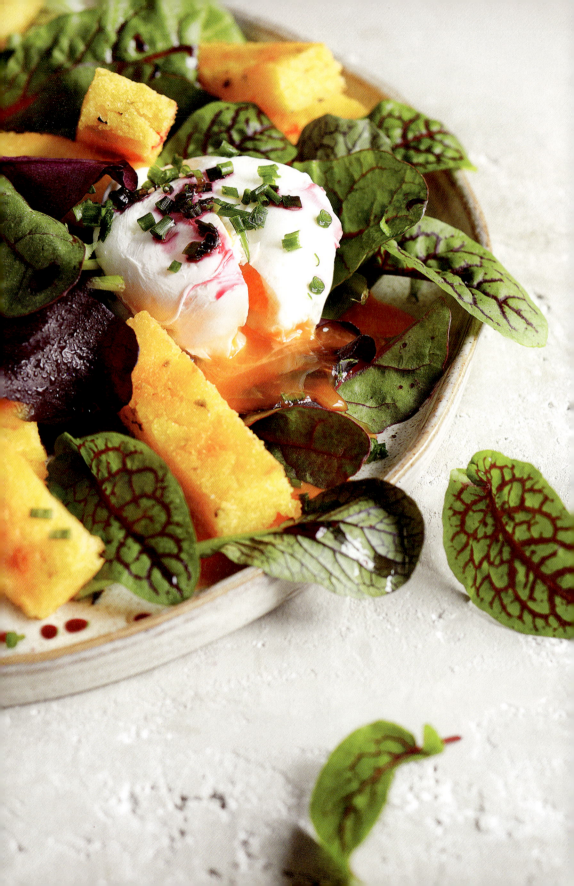

Wildkräutersalat mit Polenta-Fritten

Für 4 Personen | Zubereitungszeit: 40 Minuten | Backzeit: 30 Minuten
Nährwerte/Portion: 57 g Kohlenhydrate, 18 g Eiweiß, 37 g Fett, 6 g Ballaststoffe

Für die Schnittlauch-Vinaigrette
- 2 EL Weißweinessig
- 2 TL mittelscharfer Senf
- 2 EL Waldhonig
- 4 TL Zitronensaft
- 6 EL Olivenöl
- ½ Bund frischer Schnittlauch, gehackt

Für die Polenta-Fritten
- 300 ml Gemüsebrühe
- 200 ml Milch (1,5 % Fett)
- 1 TL gehackter Rosmarin
- 250 g Maisgrieß
- 50 g geriebener Parmesan
- 25 g Butter
- Salz, Pfeffer
- 3 EL Olivenöl

Für den Wildkräutersalat
- 200 g Wildkräutersalat-Mix

Für die Vinaigrette Essig, Senf, Honig und Zitronensaft miteinander verrühren. Olivenöl in einem dünnen Strahl langsam einrühren. Schnittlauch zum Schluss untermixen und kalt stellen. Nun ein tiefes Backblech mit Backpapier auslegen und zur Seite stellen.

Für die Fritten in einem Topf Brühe, Milch und Rosmarin zum Kochen bringen. Den Topf vom Herd nehmen und den Maisgrieß langsam einrieseln lassen. Dabei kräftig umrühren, bis die Masse eindickt. Nun den geriebenen Parmesan und die Butter unterrühren und die Polenta mit Salz und Pfeffer abschmecken.

Die Polenta-Masse auf dem Backblech, auf eine Fläche von 16 x 22 cm glatt streichen und 15 Minuten auskühlen lassen. In der Zwischenzeit den Backofen auf 200 °C Ober-/Unterhitze vorheizen.

Polenta mit der Hälfte des Olivenöls besprenkeln und etwa 15 Minuten auf mittlerer Einschubhöhe backen. Dann mit einem scharfen Messer in 3 cm dicke Streifen schneiden. Diese wenden, mit dem restlichen Olivenöl beträufeln und in weiteren 10-15 Minuten im Backofen goldbraun backen.

Den Salat verlesen, waschen, trocken schleudern und auf vier Teller verteilen. Die Polenta-Fritten vorsichtig darauf anrichten. Salate mit der Vinaigrette beträufeln und sofort genießen. Dazu passt perfekt pro Portion noch je ein pochiertes Ei.

Salate und Suppen

Graupen-Apfel-Salat mit Rucola

Für 2 Personen | Zubereitungszeit: 30 Minuten

Nährwerte/Portion: 52 g Kohlenhydrate, 8 g Eiweiß, 8 g Fett, 5 g Ballaststoffe

100 g feine Perlgraupen
200 ml Gemüsebrühe
12 Radieschen (180 g)
5 Kirschtomaten (100 g)
1 kleiner Apfel
3 Lauchzwiebeln
1/3 Salatgurke
30 g Rucola
2 EL Zitronensaft
1 EL Olivenöl
2 TL Ajvar
Salz, Pfeffer

Perlgraupen und Gemüsebrühe in einen Topf geben, aufkochen und anschließend 20 Minuten bei niedriger Temperatur quellen lassen.

Die Radieschen und die Kirschtomaten waschen, verlesen und vierteln. Den Apfel waschen, abtrocknen, halbieren, entkernen und fein würfeln. Die Lauchzwiebeln putzen, waschen und in feine Ringe schneiden. Die Gurke waschen und mit einem Hobel oder Sparschäler in feine Scheiben hobeln.

Den Rucola verlesen, waschen, trocken schleudern und mit dem vorbereiteten Obst und Gemüse in eine große Salatschüssel geben.

Nun die gekochten Perlgraupen mit Zitronensaft, Olivenöl und Ajvar vermischen. Nach Belieben mit Salz und Pfeffer abschmecken und vorsichtig unter die Gemüse-Obst-Rucola-Mischung heben.

Good to know

Graupen werden aus Gerste gewonnen. Dazu wird die rohe Gerste mechanisch von der Hülse befreit (entspelzt). Als letzten Verarbeitungsschritt wird die Graupe noch poliert. Entspelzte Körner sind besonders bekömmlich für Menschen mit Magen-Darm-Beschwerden.

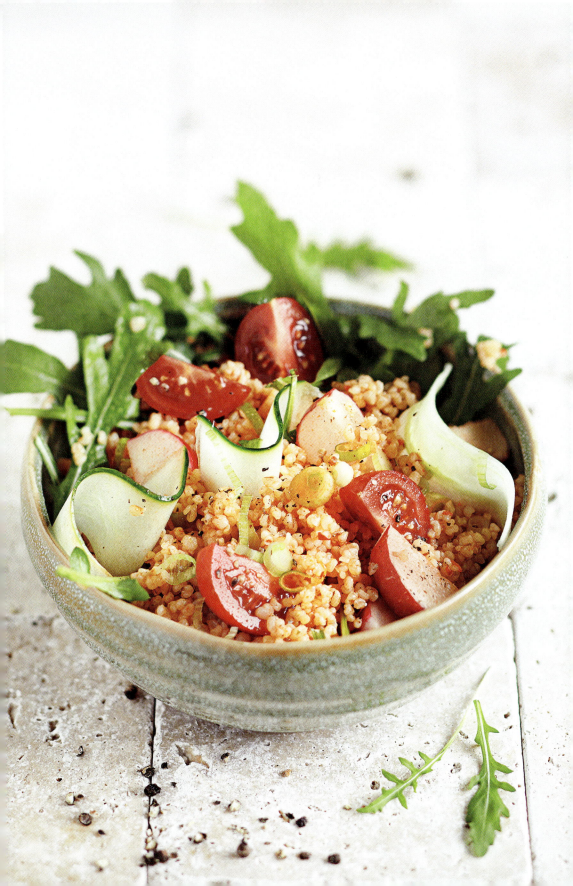

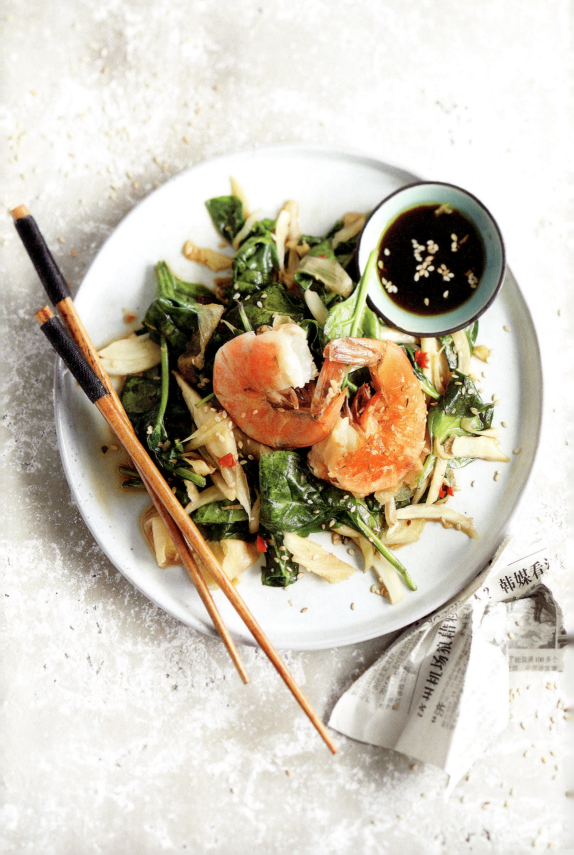

Asiatischer Fenchel-Spinat-Salat mit Knoblauch-Garnelen

Für 2 Personen | Zubereitungszeit: 25 Minuten

Nährwerte/Portion: 11 g Kohlenhydrate, 33 g Eiweiß, 24 g Fett, 6 g Ballaststoffe

- 1 große Knolle Fenchel (350 g)
- 150 g Babyspinat
- 8 Garnelen (mit Schale und Schwanz; 250 g)
- 3 Knoblauchzehen
- ½ Chilischote
- 3 EL Olivenöl
- 2 EL Sojasauce
- 1 TL gerösteter Sesam

Den Fenchel waschen, putzen, vom Strunk befreien und anschließend in feine Streifen hobeln. Den Blattspinat waschen und trocken schleudern.

Garnelen waschen und auf Küchenpapier abtrocknen.

Den Knoblauch abziehen und fein hacken. Die Chilischote entkernen und ebenfalls fein hacken.

Das Olivenöl in einer Pfanne erhitzen und Knoblauch und Chili darin kurz anschwitzen. Den Chili-Knoblauch-Mix aus der Pfanne nehmen.

Die Garnelen in die Pfanne legen und etwa 5 Minuten bei mittlerer Temperatur anbraten. Sobald die Garnelen sich rot verfärben, sind sie nach etwa weiteren 2 Minuten gar. Nun die Garnelen aus der Pfanne nehmen und warm stellen.

Die Fenchelstreifen und den Blattspinat in die Pfanne geben und 2–3 Minuten bei mittlerer Temperatur anbraten. Das Gemüse mit Sojasauce abschmecken und zusammen mit den Garnelen auf zwei Tellern anrichten. Abschließend den Salat mit geröstetem Sesam bestreuen und sofort genießen.

Good to know

In Indien sind kandierte Fenchelfrüchte nach dem Essen sehr beliebt, um die Verdauung anzukurbeln. Auch bei uns lieben wir das Kraut bei Magen-Darm-Beschwerden. Die ätherischen Öle und darunter die Hauptkomponente Anethol sind für den frischen Geschmack verantwortlich. Sein Gehalt an Vitamin E schützt die Gefäße und das Herz und senkt das Risiko für Demenz und Krebserkrankungen.

Falafel-Buddha-Bowl

Für 4 Personen | Zubereitungszeit: 25 Minuten | Quellzeit: 15 Minuten
Nährwerte/Portion: 30 g Kohlenhydrate, 13 g Eiweiß, 23 g Fett, 10 g Ballaststoffe

Für die Falafel
- 100 g Kichererbsen aus der Dose, abgetropft
- 150 g gekochter Vollkornreis
- 50 g kernige Haferflocken
- 2 Karotten
- ¼ Bund frischer Schnittlauch
- 2 TL geschrotete Leinsamen
- 1 Ei (Größe M)
- 1 TL Paprikapulver
- 1 TL Kurkumapulver
- Salz, Pfeffer
- 3 EL Rapsöl

Für die Buddha-Bowl
- 1 Zucchini
- 1 EL Olivenöl
- 100 g Feldsalat
- 200 g Rettich
- 2 gekochte Maiskolben
- Salz, Pfeffer

Für das Dressing
- 2 gehäufte EL Cashewmus
- 1 TL Senf
- 1 TL Honig
- 2 TL Zitronensaft
- Salz

Für die Falafel die Kichererbsen grob stampfen und mit dem Reis und den Haferflocken in eine große Schüssel geben. Die Karotten putzen, schälen und grob raspeln. Den Schnittlauch waschen, trocknen und in feine Röllchen schneiden.

Karotten, Schnittlauch, Leinsamen, Ei und die Gewürze zum Kichererbsen-Reis-Mix geben und alles zu einer geschmeidigen Masse verkneten. Die Masse 10-15 Minuten quellen lassen und anschließend zu 14 walnussgroßen Bällchen formen.

Das Rapsöl in einer Pfanne erhitzen und die Bällchen darin von allen Seiten bei mittlerer Temperatur in 4-5 Minuten goldbraun anbraten. Fertige Falafel auf Küchenpapier abtropfen lassen.

Für die Bowl die Zucchini waschen und mit einem Spiralschneider in Zucchinispaghetti schneiden. Anschließend in einer Pfanne das Olivenöl erhitzen und die Zucchinispaghetti darin 2-3 Minuten bei mittlerer Temperatur anschwitzen.

Den Feldsalat verlesen, waschen und trocken schleudern. Rettich waschen, schälen und fein raspeln. Die Maiskörner von den Kolben schneiden und zusammen mit den restlichen Zutaten vermengen.

Für das Dressing alle Zutaten plus 6 EL Wasser in eine kleine Schüssel geben und gut vermischen. Das Dressing über die Buddha-Bowl gießen, vermengen, die Falafel darauf anrichten und genießen.

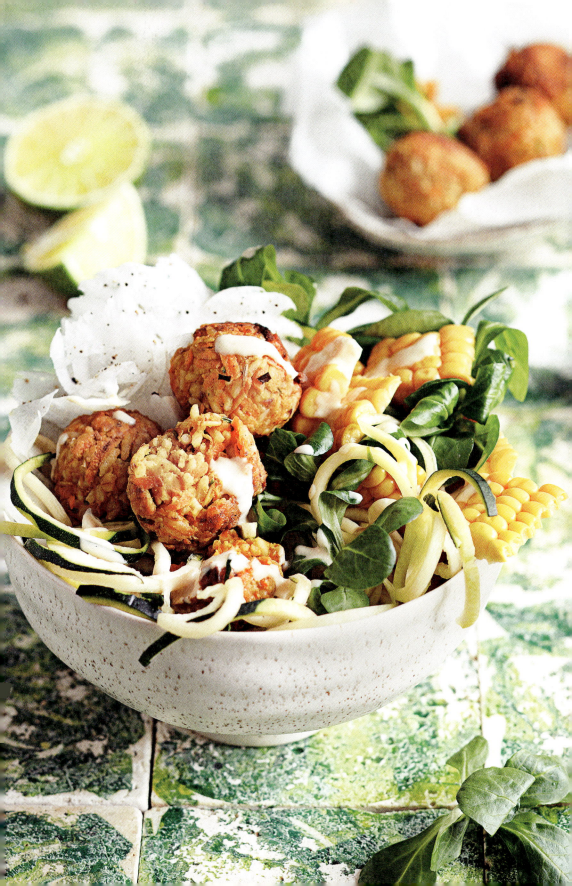

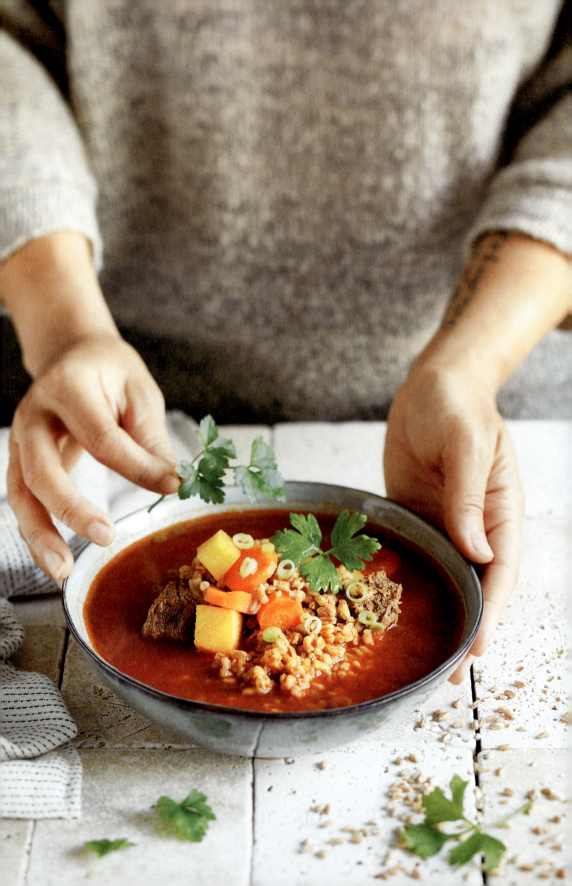

Steckrüben-Dinkel-Eintopf

Für 4 Personen | Zubereitungszeit: 15 Minuten | Kochzeit: 1 Stunde

Nährwerte/Portion: 46 g Kohlenhydrate, 30 g Eiweiß, 14 g Fett, 10 g Ballaststoffe

1 Steckrübe (600 g)
3 Karotten (330 g)
1 Zwiebel
3 Stangen Lauch
400 g Rindfleisch
2 EL Rapsöl
4 EL Tomatenmark
4 TL Paprikapulver
180 g Zartdinkel (vorgegart)
1,2 l Gemüsebrühe
4 Stängel frische Petersilie

Die Steckrübe waschen, schälen und würfeln. Die Karotten putzen, schälen und in Scheiben schneiden.

Nun die Zwiebel abziehen und fein hacken. Den Lauch putzen, waschen, halbieren und in feine Ringe schneiden. Das Rindfleisch würfeln.

In einem großen Topf das Rapsöl erhitzen und das Rindfleisch darin 5 Minuten scharf anbraten. Die gehackten Zwiebeln, Tomatenmark und das Paprikapulver hinzugeben und kurz mit anbraten. Den Topfinhalt mit Gemüsebrühe aufgießen und aufkochen lassen. Das Rindfleisch zugedeckt 35 Minuten bei mittlerer Temperatur köcheln lassen.

Anschließend die gewürfelten Steckrüben, Karottenscheiben, Lauchringe und den Zartdinkel hinzugeben und den Eintopf in weiteren 20 Minuten gar kochen.

Die Petersilie waschen und trocken schütteln. Den Eintopf auf vier tiefe Teller verteilen, mit Petersilie garnieren und sofort genießen.

Tipp
Wer möchte, kann den Steckrüben-Dinkel-Eintopf pro Portion mit 1 EL saurer Sahne servieren.

Miso-Tofu-Suppe

Für 4 Personen | Zubereitungszeit: 20 Minuten

Nährwerte/Portion: 20 g Kohlenhydrate, 18 g Eiweiß, 7 g Fett, 9 g Ballaststoffe

80 g Sobanudeln (Buchweizennudeln aus dem Asialaden)
Salz
100 g frische Shiitakepilze
300 g Mini-Pak-Choi
200 g Tofu
6 EL Miso-Paste (100 g)
2 TL Sesam

Die Sobanudeln nach Packungsanleitung in kochendem Salzwasser garen.

Die Shiitakepilze putzen und halbieren. Den Mini-Pak-Choi waschen, den Strunk entfernen und die Blätter einzeln abzupfen.

Den Tofu auf einem Küchenpapier abtupfen und in 2 cm große Würfel schneiden.

In einem großen Topf 800 ml Wasser zum Kochen bringen. Die Shiitakepilze hinzugeben und 2 Minuten darin köcheln lassen.

Anschließend den Pak Choi und den Tofu hinzugeben und für 1 weitere Minute köcheln lassen. Den Topf vom Herd nehmen und die Miso-Paste einrühren.

In einer separaten Pfanne den Sesam ohne Fett anrösten. Die Nudeln in ein Sieb abgießen.

Die Suppe und die Nudeln auf vier Schüsseln verteilen, mit dem gerösteten Sesam bestreuen und genießen.

Good to know

Miso ist eine fermentierte Würzpaste aus Sojabohnen. Sie ist eine natürliche Ballaststoffquelle mit hohem Eiweißgehalt und eignet sich besonders gut für die Herstellung von Suppen, Marinaden und Saucen.

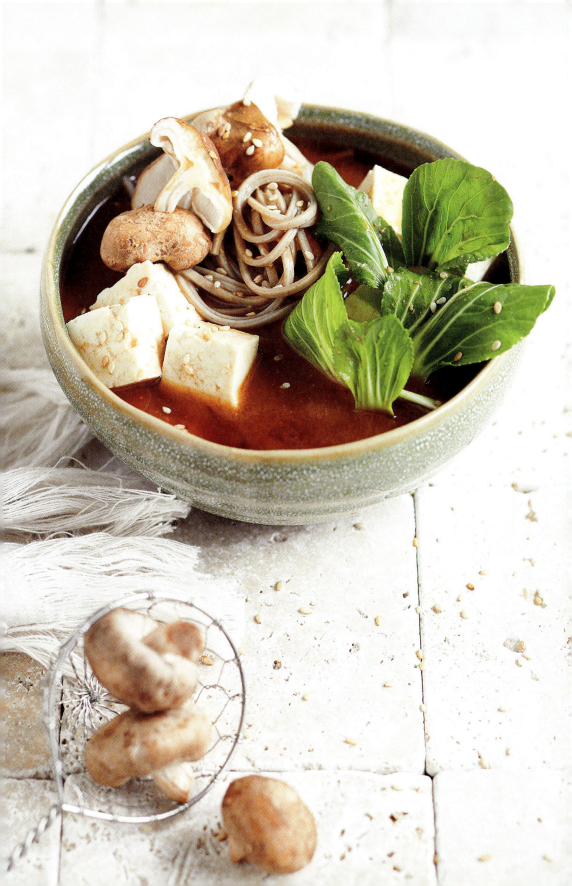

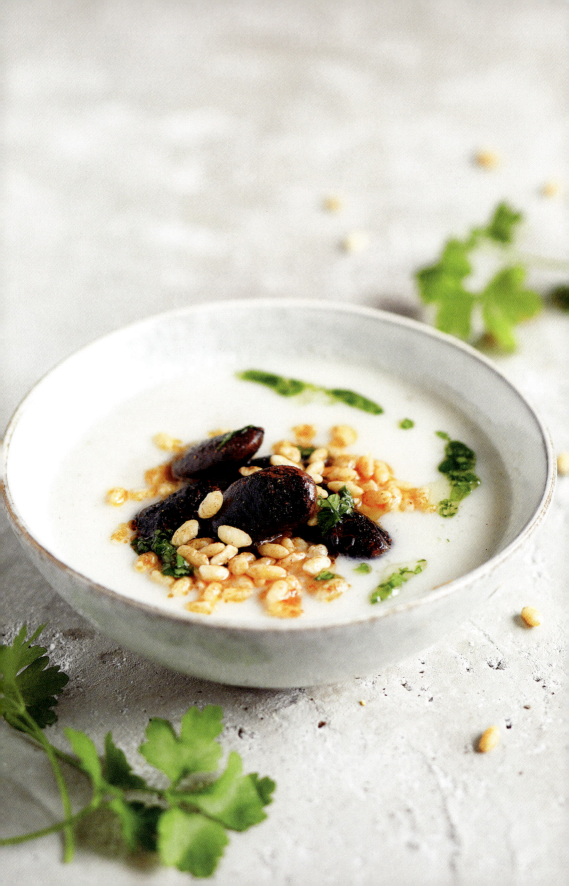

Schwarzwurzel-Birnen-Suppe mit Feuerbohnen

Für 4 Personen | Zubereitungszeit: 3 Stunden | Einweichzeit: 12 Stunden

Nährwerte/Portion: 34 g Kohlenhydrate, 12 g Eiweiß, 16 g Fett, 30 g Ballaststoffe

150 g getrocknete Feuerbohnen
Saft von 1 Zitrone
2 Schalotten
500 g Schwarzwurzeln
1 EL Olivenöl
900 ml Gemüsebrühe
1 Birne
125 g Schlagsahne
Salz, Pfeffer

Für den Puffreis
1 TL Olivenöl
80 g Puffreis
2 TL Paprikapulver
2 TL Karottengrün-Dip (optional, siehe Rezept Seite 178)

Die Feuerbohnen 12 Stunden in reichlich Wasser einweichen. Dann das Einweichwasser weggießen. Die Bohnen in einen Topf geben, mit Wasser bedecken und darin in 2 Stunden gar kochen.

In der Zwischenzeit eine große Schüssel zur Hälfte mit Wasser füllen und den Zitronensaft einrühren.

Die Schalotten abziehen und fein würfeln. Nun die Schwarzwurzeln schälen und vierteln, dabei am besten Einweghandschuhe tragen. Schwarzwurzeln sofort in das Zitronenwasser legen.

Das Olivenöl in einem Topf erhitzen und die Schalotten darin bei mittlerer Temperatur glasig anschwitzen. Die Schwarzwurzeln abgießen, in den Topf geben und mit der Gemüsebrühe aufgießen. Die Suppe in etwa 25–30 Minuten bei mittlerer Hitze gar kochen.

10 Minuten vor Garzeitende die Birne schälen, halbieren, entkernen, grob würfeln und in der Suppe mitgaren. Die Suppe pürieren und mit Schlagsahne aufgießen.

Für den Puffreisknusper das Olivenöl in einer Pfanne erhitzen. Die Feuerbohnen abgießen und mit dem Puffreis und dem Paprikapulver darin kurz anrösten.

Die Schwarzwurzelsuppe mit Salz und Pfeffer abschmecken und mit den Feuerbohnen, dem Puffreisknusper und nach Belieben dem Karottengrün-Dip getoppt servieren.

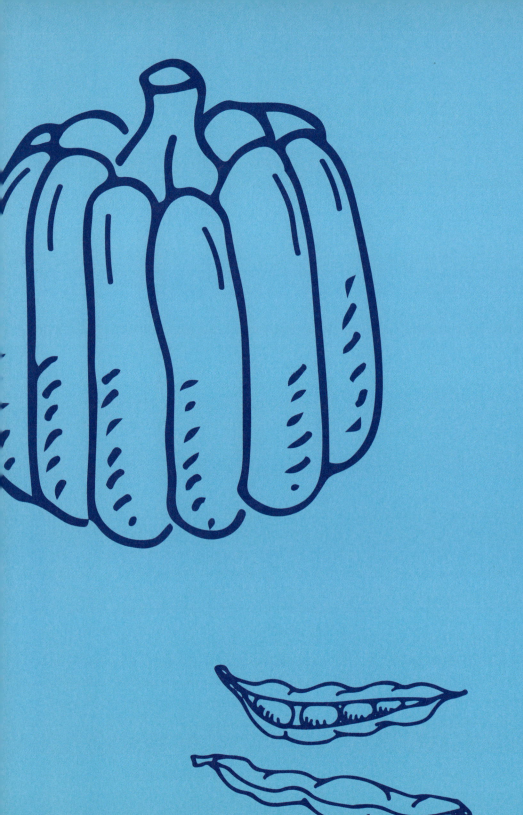

Haupt-gerichte

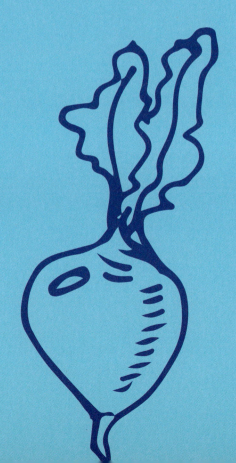

Aprikosen-Chutney-Sandwich mit Walnuss-Senf

Für 2 Personen | Zubereitungszeit: 10 Minuten

Nährwerte/Portion: 7 g Kohlenhydrate, 8 g Eiweiß, 11 g Fett, 3 g Ballaststoffe

2 Vollkorn-Baguettebrötchen
25 g Walnusskerne
4 TL Dijon-Senf
2 Scheiben Gouda
2 EL Aprikosen-Chutney (siehe Rezept Seite 173)
2 Stängel frische glatte Petersilie

Die Vollkorn-Baguettebrötchen mit einem scharfen Messer längs aufschneiden.

Die Walnüsse in einer Pfanne ohne Fett unter Rühren anrösten und anschließend grob hacken. Die Walnüsse in einer kleinen Schüssel mit dem Senf vermischen.

Die Unterseite der Brötchen mit dem Walnuss-Senf bestreichen und jeweils mit 1 Scheibe Käse belegen. Das Chutney darauf verteilen und je 1 Stängel Petersilie darauflegen. Die Brötchenoberseiten auflegen und die Sandwiches genießen.

Good to know

Walnüsse enthalten größere Mengen an Vitamin B6, das die Konzentration verbessert und uns vor Müdigkeit und Nervosität schützt. Zudem besitzen sie einen hohen Anteil an Zink, das unser Immunsystem gesund erhält.

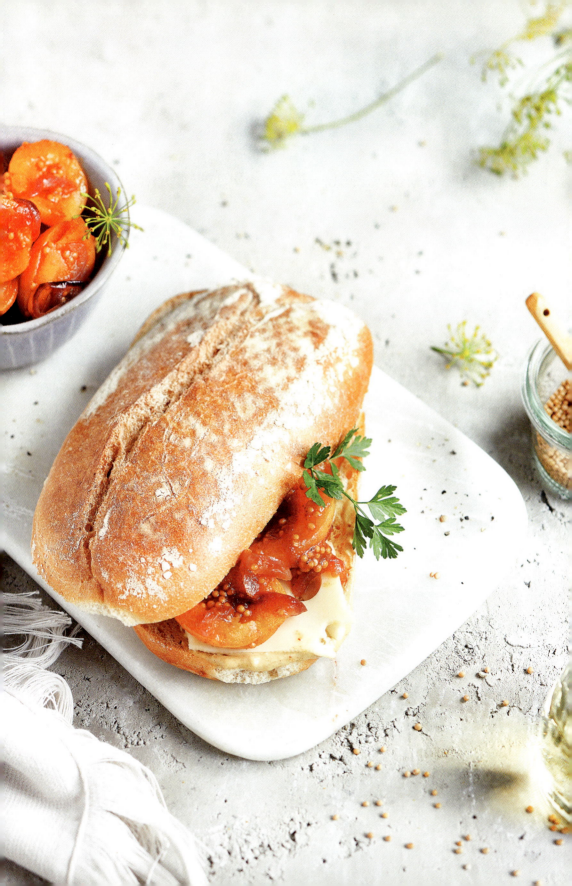

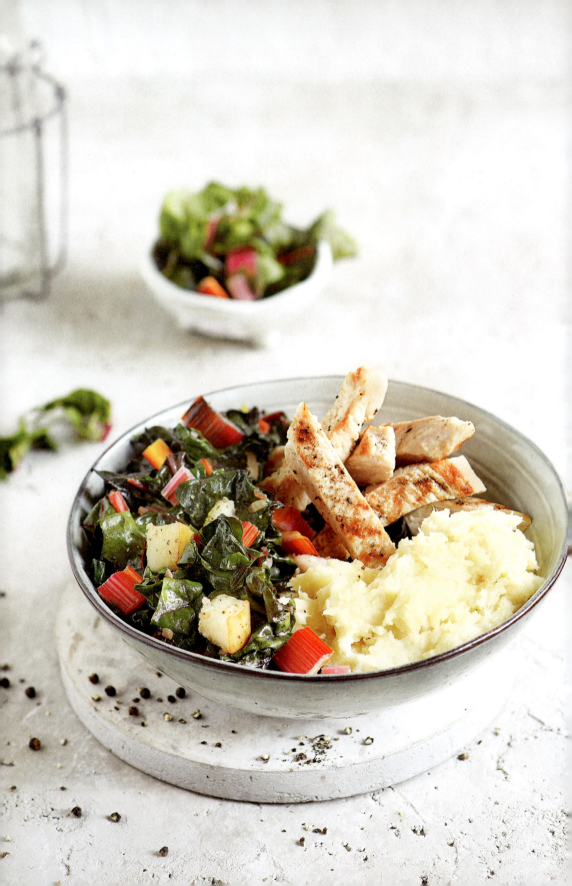

Putenstreifen mit Pastinakenpüree und Mangoldgemüse

Für 2 Personen | Zubereitungszeit: 30 Minuten

Nährwerte/Portion: 45 g Kohlenhydrate, 14 g Eiweiß, 26 g Fett, 11 g Ballaststoffe

Für das Püree
500 g Pastinaken
Salz
30 g Butter
100 ml Milch (1,5 % Fett)
1 Prise frisch geriebene Muskatnuss
Pfeffer

Für den Mangold
1 Zwiebel
1 Knoblauchzehe
200 g bunter Mangold (ohne Strunk)
1 Birne
2 EL Olivenöl
2 TL Aceto balsamico
Salz, Pfeffer

Für die Steakstreifen
2 Putensteaks (à 125 g)
Salz, Pfeffer

Für das Püree die Pastinaken waschen, schälen und in grobe Scheiben schneiden. Salzwasser in einem Topf zum Kochen bringen und die Pastinaken darin in 12-15 Minuten bei mittlerer Temperatur gar kochen. Dann das Wasser abgießen und die Pastinaken mit einem Kartoffelstampfer fein stampfen.

Butter und Milch hinzugeben und den Topfinhalt zu einem cremigen Brei verrühren.

Das Püree mit Muskat, Salz und Pfeffer abschmecken und zur Seite stellen.

Für das Mangoldgemüse Zwiebel und Knoblauch abziehen und fein hacken. Den Mangold waschen, abtropfen lassen und in mundgerechte Stücke schneiden. Die Birne waschen, halbieren, entkernen und würfeln.

1 EL Olivenöl in einer Pfanne erhitzen und die Zwiebel und die Knoblauchzehe darin kurz anschwitzen.

Nun den Mangold und die Birne hinzugeben, mit Aceto balsamico ablöschen und alles 3 Minuten bei mittlerer Temperatur anbraten.

In einer weiteren Pfanne das restliche Olivenöl erhitzen. Die Putensteaks einlegen und von beiden Seiten etwa 5 Minuten braten. Die Steaks anschließend mit Salz und Pfeffer würzen und in 2 cm dicke Streifen schneiden. Die Putenstreifen mit dem Mangoldgemüse und dem Püree servieren.

Rote-Bete-Gurken-Sushi

Für 2 Personen | Zubereitungszeit: 35 Minuten | Kühlzeit: 1 Stunde

Nährwerte/Portion: 34 g Kohlenhydrate, 17 g Eiweiß, 9 g Fett, 6 g Ballaststoffe

100 g Quinoa
1 Salatgurke
1 kleine Rote Bete
1 TL frisch geriebener Meerrettich
100 g Frischkäse (10 % Fett i.Tr.)
1 EL Mandelmus
Salz, Pfeffer
1-2 Nori-Blätter (20 x 20 cm)
1 TL schwarzer Sesam
Sojasauce

Quinoa in ein feinmaschiges Sieb geben und unter fließendem Wasser gut abwaschen. In einem Topf 300 ml Wasser zum Kochen bringen. Quinoa einrieseln lassen und bei niedriger Temperatur 12-15 Minuten zugedeckt köcheln lassen, dann in ein Sieb abgießen und 10 Minuten ruhen lassen.

In der Zwischenzeit die Gurke schälen, die Enden abschneiden und die Kerne mithilfe eines Kochlöffelstiels herausschieben, sodass ein Loch in der Mitte entsteht.

Die Rote Bete schälen und fein reiben, dabei Einmalhandschuhe tragen. Rote Bete mit dem Meerrettich und dem Frischkäse vermischen. Quinoa mit dem Mandelmus vermischen, salzen und pfeffern.

Eine Sushimatte mit Frischhaltefolie belegen und die Nori-Blätter darauflegen. Den Quinoa auf den Nori-Blättern verteilen und fest andrücken.

Die Gurke mit der Rote-Bete-Creme füllen und auf das untere Drittel längs zu den Nori-Blättern auf die Quinoafläche legen.

Nun die Gurke fest einrollen, dabei Nori-Blätter und Quinoa fest andrücken. Die Sushimatte entfernen und die Sushirolle 1 Stunde im Kühlschrank kalt stellen.

Anschließend das Sushi mit einem scharfen Messer in zehn Rollen à 3 cm Länge schneiden. Das Sushi mit Sesam bestreuen, mit dem restlichen Rote-Bete-Dip und Sojasauce servieren.

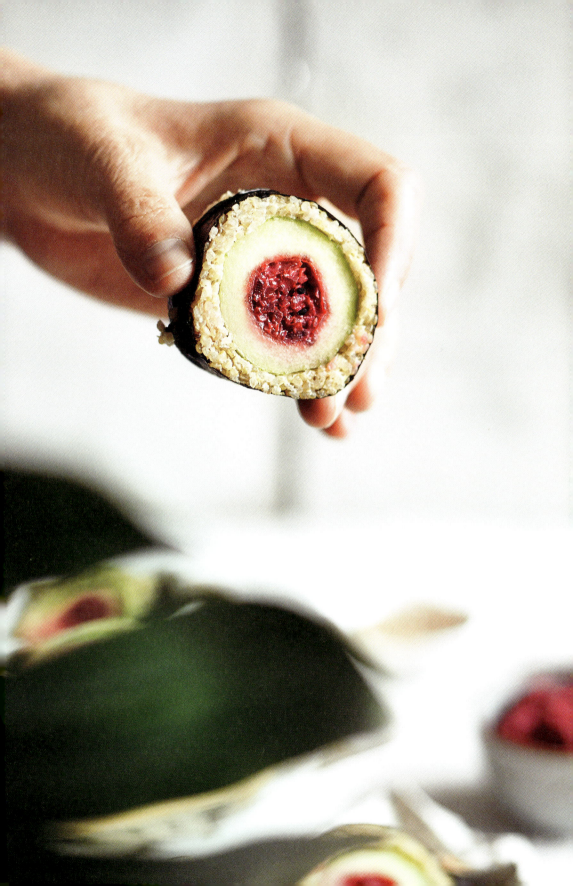

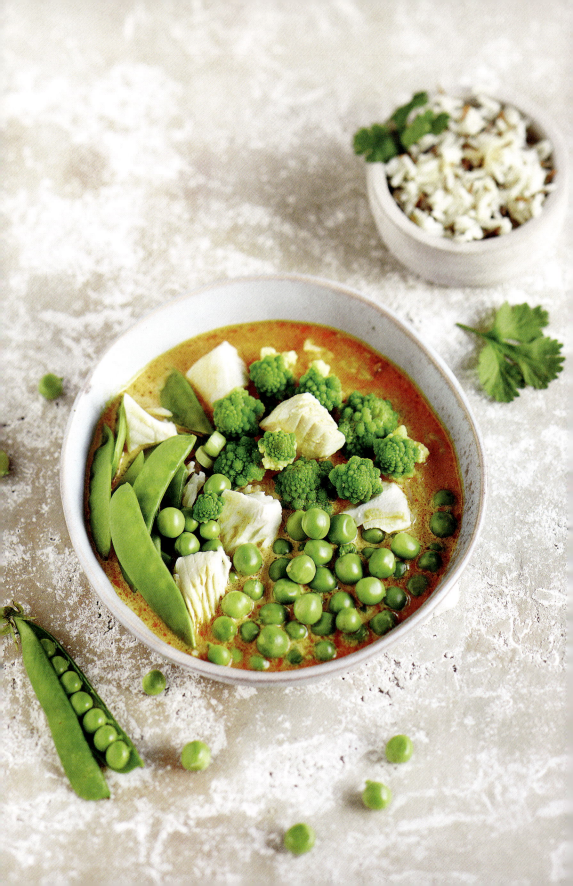

Grüngemüse-Kokos-Curry mit Heilbutt

Für 2 Personen | Zubereitungszeit: 30 Minuten

Nährwerte/Portion: 81 g Kohlenhydrate, 28 g Eiweiß, 34 g Fett, 10 g Ballaststoffe

200 g schwarzer Heilbutt
100 g Zuckerschoten
1 kleiner Kopf Romanesco (325 g Röschen)
3 Frühlingszwiebeln
2 TL Kokosöl
1 gehäufter EL grüne Currypaste (30 g)
1 EL Rohrohrzucker
250 g Kokosmilch
80 g Erbsen
125 g Wildreis
2 Stängel frisches Koriandergrün

Den Wildreis nach Packungsangabe zubereiten.

Den Heilbutt waschen, trocken tupfen, in 3 cm große Würfel schneiden und zur Seite stellen.

Die Zuckerschoten waschen und die Enden auf beiden Seiten abschneiden. Den Romanesco waschen und in kleine Röschen schneiden. Die Frühlingszwiebeln putzen, waschen und in feine Ringe schneiden.

Das Kokosöl in einem flachen, breiten Topf erhitzen. Die grüne Currypaste und den Zucker zugeben und kurz darin anbraten. 100 ml Wasser und die Kokosmilch angießen und zum Kochen bringen.

Romanesco, Zuckerschoten und Erbsen hinzugeben und bei mittlerer Temperatur in 8-10 Minuten garen.

Die Heilbuttwürfel in das heiße Curry legen und zugedeckt bei schwacher Temperatur in 10 Minuten sanft gar ziehen lassen.

Den Koriander waschen und grob hacken. Das Curry auf zwei Teller verteilen, mit dem Koriander bestreuen und mit dem Wildreis servieren.

Erbsenstampf mit gebratenen Kräuterseitlingen

Für 2 Personen | Zubereitungszeit: 20 Minuten

Nährwerte/Portion: 20 g Kohlenhydrate, 10 g Eiweiß, 23 g Fett, 8 g Ballaststoffe

Für den Erbsenstampf
1 Knoblauchzehe
300 g frische junge Erbsen, gepalt
1 TL mittelscharfer Senf
Salz, Pfeffer

Für das Dressing
1 Schalotte
8 Blätter Kapuzinerkresse
2 EL Olivenöl
3 EL Apfelessig
1 TL Honig

Für die Kräuterseitlinge
200 g Kräuterseitlinge
1 EL Olivenöl
Salz, Pfeffer

Good to know
Apfelessig kurbelt die Verdauung an, indem er die Produktion von Magensaft anregt. Zeitgleich dämpft er Heißhungerattacken und aktiviert den Stoffwechsel. 1 EL Apfelessig in einem Glas Wasser eingerührt, bringt schon am Morgen die Verdauung in Schwung.

Für den Erbsenstampf die Knoblauchzehe abziehen, zusammen mit den Erbsen und dem Senf in einen Multizerkleinerer geben und fein pürieren. Die Erbsenmasse mit Salz und Pfeffer abschmecken. Stampf mithilfe eines Dessertrings auf zwei Tellern zu dekorativen Türmchen formen.

Für das Dressing die Schalotte abziehen und fein würfeln. Die Kapuzinerkresse waschen, trocknen und ebenfalls fein hacken. Olivenöl, Apfelessig und Honig in einer kleinen Schüssel miteinander verrühren. Schalotte und Kapuzinerkresse einrühren.

Für die gebratenen Kräuterseitlinge die Pilze putzen und je nach Größe vierteln.

In einer Pfanne das Olivenöl erhitzen und die Kräuterseitlinge darin bei mittlerer Temperatur in 1-2 Minuten goldbraun anbraten.

Den Erbsenstampf mit den Kräuterseitlingen dekorieren und mit dem Dressing beträufeln. Die Türmchen mit Salz und Pfeffer würzen und sofort genießen.

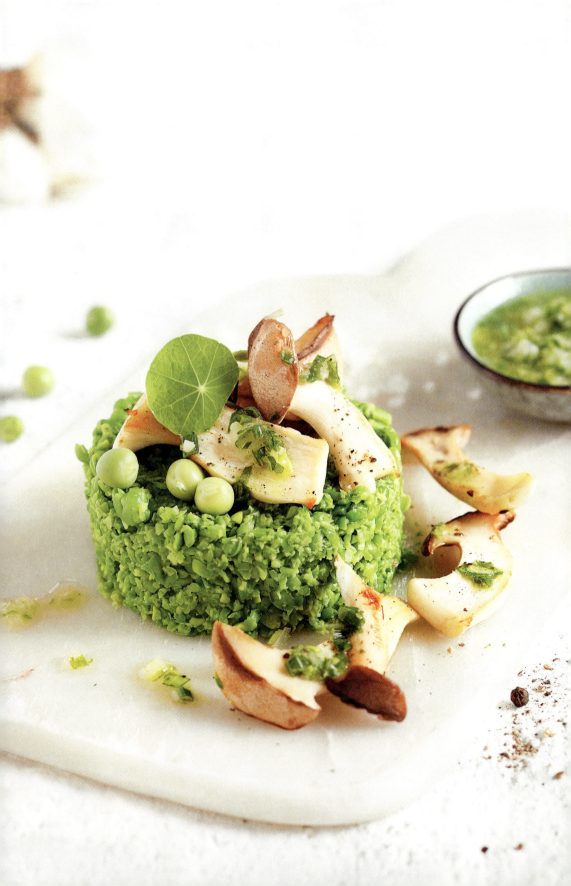

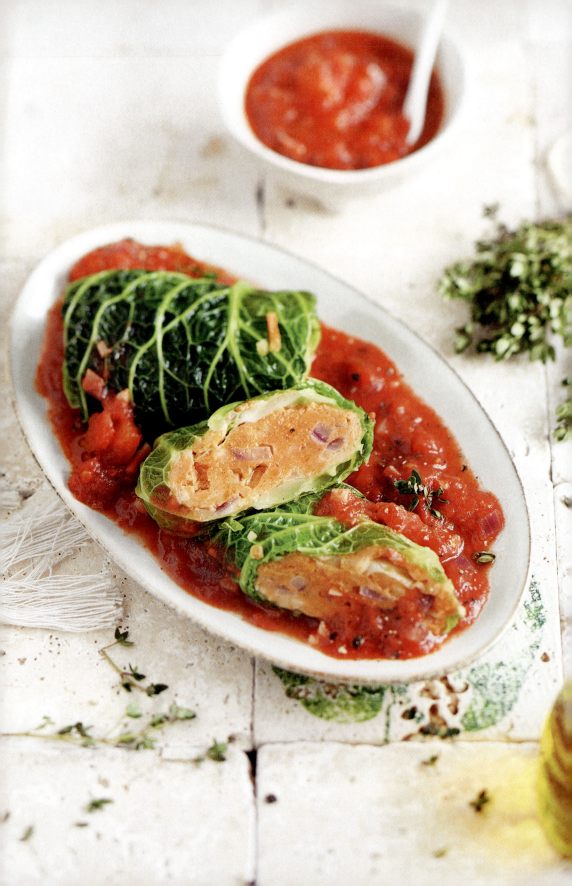

Gefüllte Wirsingpäckchen

Für 4 Personen | Zubereitungszeit: 50 Minuten | Backzeit: 35 Minuten
Nährwerte/Portion: 44 g Kohlenhydrate, 15 g Eiweiß, 12 g Fett, 7 g Ballaststoffe

Für die Wirsingpäckchen
- 350 g Süßkartoffel
- Salz
- 1 rote Zwiebel
- 1 EL Olivenöl
- 70 g Tsampa (z. B. aus dem Bioladen)
- 2 Eier (Größe M)
- 60 g Greyerzer, frisch gerieben
- 1 Prise frisch geriebene Muskatnuss
- Pfeffer
- 8 Wirsingblätter (à 30 g)
- 400 ml Gemüsebrühe

Für die Sauce
- 1 Zwiebel
- 2 Knoblauchzehen
- 1 EL Olivenöl
- 2 TL getrockneter Oregano
- 1 TL getrockneter Thymian
- 2 Dosen gehackte Tomaten (à 400 g)
- Salz, Pfeffer

Für die Wirsingpäckchen die Süßkartoffel schälen, grob würfeln und in einem Topf mit Salzwasser bedeckt bei kleiner Temperatur in etwa 20 Minuten gar kochen. Zwiebel abziehen und fein würfeln. Zwiebelwürfel im Olivenöl glasig anschwitzen. Süßkartoffel abgießen und fein pürieren. Mit der Zwiebel, Tsampa, Eiern und Greyerzer zu einer homogenen Masse verarbeiten und mit Muskat, Salz und Pfeffer abschmecken.

Wirsingblätter waschen und abtrocknen. Den Strunk entfernen. Wirsingblätter portionsweise im kochenden Wasser 1 Minute blanchieren, dann in Eiswasser abschrecken und auf einem Küchentuch abtropfen lassen.

Den Backofen auf 200 °C Ober-/Unterhitze vorheizen und die Gemüsebrühe in eine Auflaufform gießen.

Die Wirsingblätter auf einem Küchenbrett auslegen und jeweils mit einem gut gehäuften Esslöffel Füllung belegen. Nun den unteren Teil über die Füllung legen, die beiden Seitenteile einschlagen und das Blatt fest aufrollen. Die Wirsingpäckchen in die Auflaufform legen, und im Backofen auf mittlerer Schiene 25–35 Minuten schmoren. Die Päckchen dabei zwischendurch mit der Gemüsebrühe übergießen.

Inzwischen für die Sauce Zwiebel und Knoblauch abziehen, fein hacken und im heißen Olivenöl glasig anschwitzen. Tomaten, Kräuter und 100 ml Gemüsebrühe von den Wirsingpäckchen dazugeben. Sauce 10 Minuten bei mittlerer Temperatur einköcheln lassen, dann salzen und pfeffern. Wirsingpäckchen und Sauce auf vier Tellern anrichten und servieren.

Vollkorn-Linguine mit Löwenzahnpesto

Für 2 Personen | Zubereitungszeit: 25 Minuten

Nährwerte/Portion: 73 g Kohlenhydrate, 17 g Eiweiß, 8 g Fett, 4 g Ballaststoffe

Für das Löwenzahnpesto
150 g Löwenzahn
2 Knoblauchzehen
50 g Parmesan
30 g Pinienkerne
100 ml Olivenöl
feines Meersalz

Für die Pasta
200 g Vollkorn-Linguine
80 g frische Erbsen, gepalt
25 g Erbsensprossen

Die Linguine in kochendem Salzwasser nach Packungsanleitung bissfest garen.

Inzwischen den Löwenzahn waschen, trocken schleudern und grob hacken. Die Knoblauchzehen abziehen und den Parmesan grob reiben.

Die Pinienkerne in einer Pfanne ohne Fett rösten.

In einem Multizerkleinerer oder einem Mixer Löwenzahn, Knoblauchzehen, Parmesan und die Pinienkerne pürieren. Dabei das Öl esslöffelweise hinzugeben, bis ein sämiges Pesto entsteht.

Das Pesto mit feinem Meersalz abschmecken und zur Aufbewahrung in ein Glas füllen.

Die Pasta auf zwei Teller verteilen, mit den Erbsen, Erbsensprossen und jeweils 1 EL Pesto vermengen und sofort servieren.

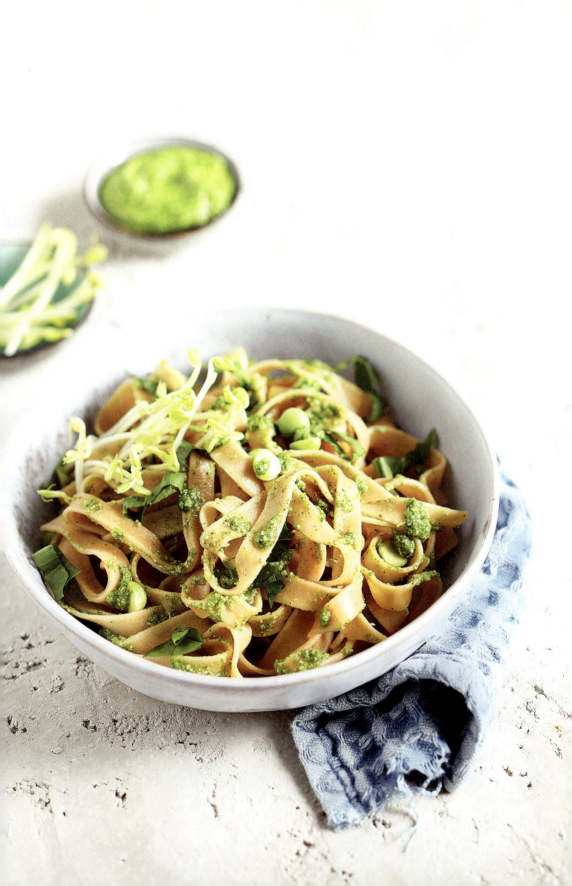

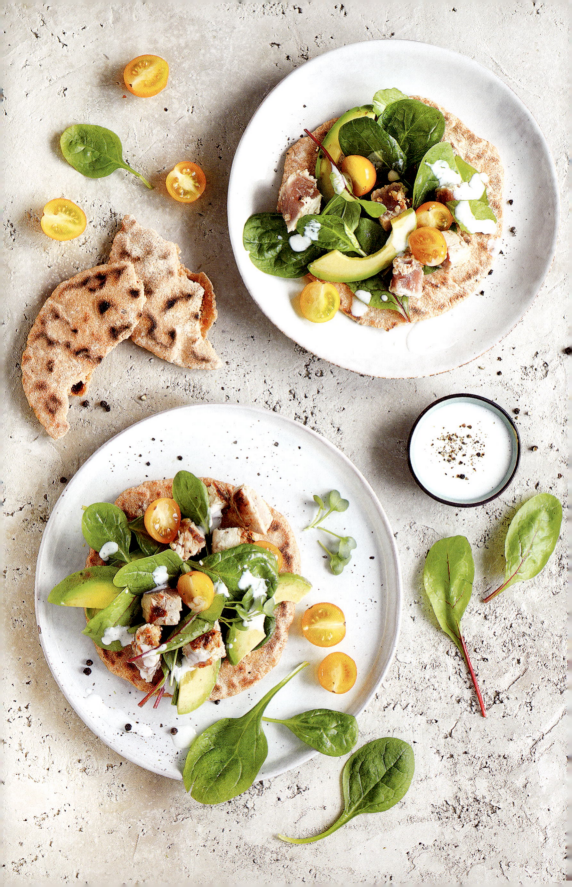

Avocado-Thunfisch-Kebab

Für 2 Personen | Zubereitungszeit: 15 Minuten | Marinierzeit: 30 Minuten

Nährwerte/Portion: 29 g Kohlenhydrate, 40 g Eiweiß, 41 g Fett, 6 g Ballaststoffe

2 frische Thunfisch-Steaks (à 150 g)
1 Knoblauchzehe
10 g frischer Ingwer
4 EL Zitronensaft
3 EL Olivenöl
frisch gemahlener Pfeffer
1 Avocado
2 Handvoll gemischter Salat (50 g)
2 EL Kresse
8 gelbe Kirschtomaten
2 Vollkorn-Naan-Fladen (s. Rezept S. 144)
100 ml Ayran
Salz, Pfeffer

Die Thunfisch-Steaks unter fließendem Wasser abwaschen und mit Küchenpapier abtrocknen.

Für die Marinade die Knoblauchzehe abziehen, den Ingwer schälen und beides fein hacken. Ingwer und Knoblauch in eine kleine Schüssel geben und mit 3 EL Zitronensaft und dem Olivenöl vermischen.

Die Marinade und die Steaks in einen Frischhaltebeutel geben, diesen verschließen und vorsichtig schütteln. Die Steaks 30 Minuten in der Marinade ziehen lassen.

Dann eine beschichtete Pfanne erhitzen und die Thunfisch-Steaks darin von beiden Seiten jeweils 1,5 Minuten anbraten. Dabei die Steaks auf keinen Fall salzen, da sie sonst trocken werden. Die Steaks aus der Pfanne nehmen und in 2 cm dicke Stücke schneiden.

Die Avocado schälen, den Kern entfernen, das Fruchtfleisch mit dem restlichen Zitronensaft beträufeln und in Scheiben schneiden. Den Salat und die Kresse verlesen, waschen und trocken schleudern. Die Kirschtomaten waschen und halbieren.

Zum Servieren die Naan-Fladen auf einem Teller anrichten, mit dem Thunfisch, dem Salat, der Kresse, den Avocadoscheiben und den Tomatenhälften belegen. Kebab mit Salz und Pfeffer abschmecken, mit Ayran beträufeln und genießen.

Grüne Kamut-Wraps mit Frankfurter Grüner Sauce

4 Personen | Zubereitungszeit: 35 Minuten

Nährwerte/Portion: 32 g Kohlenhydrate, 22 g Eiweiß, 22 g Fett, 8 g Ballaststoffe

Für die Sauce
- 100 g Grüne-Sauce-Kräuter
- ½ Zwiebel
- 250 g Magerquark
- 100 g saure Sahne
- 1-2 TL mittelscharfer Senf
- Salz, Pfeffer

Für die Wraps
- 150 g Kamutmehl (ersatzweise Dinkelvollkornmehl)
- 1 Prise Salz
- 150 ml frische Milch (1,5% Fett)
- 100 ml Mineralwasser
- 2 Eier (Größe M)
- 2 EL Rapsöl zum Ausbacken

Für die Füllung
- ½ Salatgurke
- 12 Stangen grüner Spargel (400 g)
- 2 EL Olivenöl
- ½ Avocado
- 2 EL Zitronensaft
- 2 hart gekochte Eier

Für die Frankfurter Grüne Sauce die Kräuter verlesen, waschen, trocken schleudern und fein hacken. Die Zwiebel abziehen und ebenfalls fein hacken. In einer Schüssel den Magerquark, die saure Sahne und den Senf miteinander verrühren. Kräuter und Zwiebel unterheben. Die Sauce mit Salz und Pfeffer abschmecken und im Kühlschrank kalt stellen.

Für die Wraps Mehl, Salz, Milch, Mineralwasser und Ei in einer großen Schüssel gut miteinander verrühren. Eine Pfanne erhitzen und mit Rapsöl ausstreichen. Aus dem Pfannkuchenteig acht dünne Pfannkuchen (20 cm Ø) ausbacken.

Für die Füllung die Salatgurke waschen und mit einem Gemüsehobel in feine Scheiben hobeln. Den grünen Spargel waschen und die holzigen Enden entfernen.

Olivenöl in einer Pfanne erhitzen, den Spargel darin bei mittlerer Temperatur 2-3 Minuten anbraten, salzen, pfeffern und zur Seite stellen.

Die Avocado schälen, entkernen, in Scheiben schneiden und mit dem Zitronensaft beträufeln. Die gekochten Eier pellen und grob würfeln.

Jeden Wrap mit Sauce bestreichen und mit den Spargelstangen, Gurken- sowie Avocadoscheiben und gekochtem Ei belegen. Die Wraps an den Seiten halb einschlagen, mit einem Holzspieß fixieren und sofort genießen.

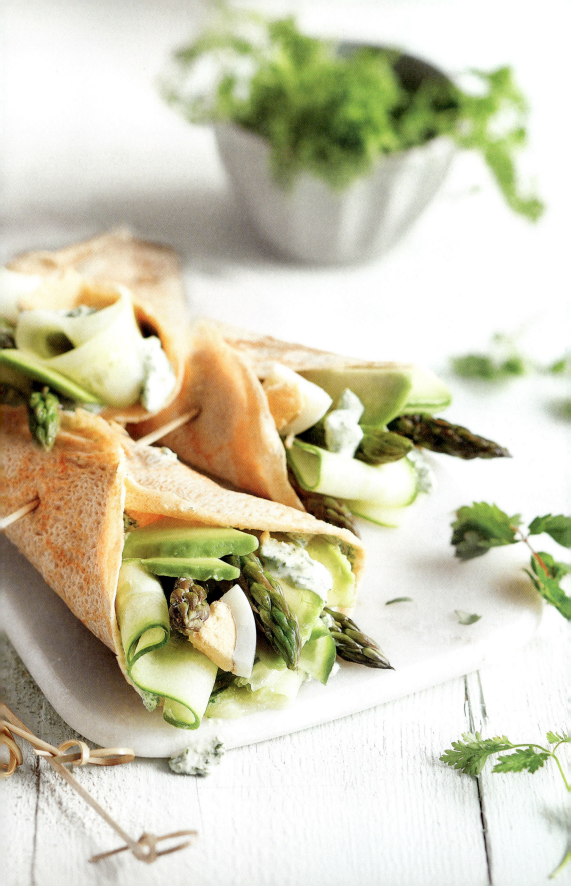

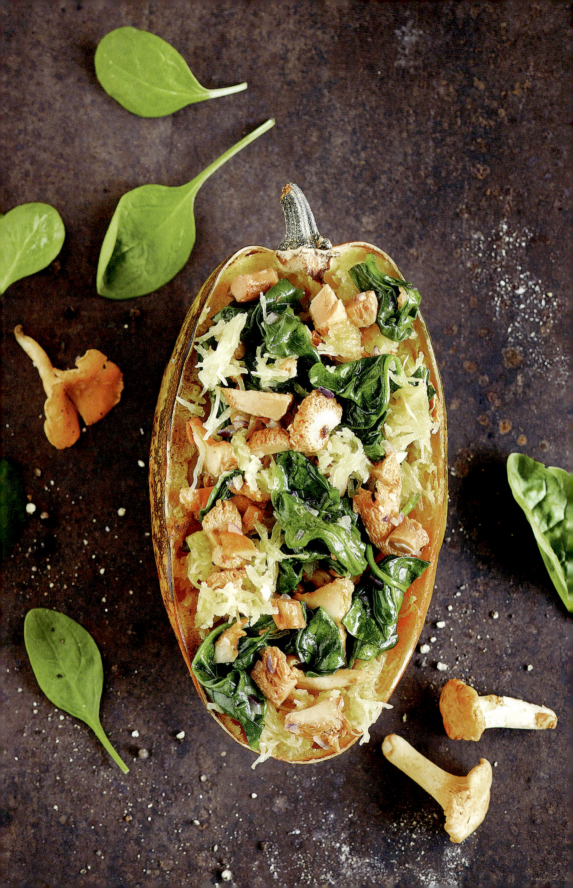

Gefüllter Spaghettikürbis mit Blattspinat und Pfifferlingen

Für 4 Personen | Zubereitungszeit: 20 Minuten | Backzeit: 45 Minuten

Nährwerte/Portion: 12 g Kohlenhydrate, 6 g Eiweiß, 12 g Fett, 4 g Ballaststoffe

1 kleiner Spaghettikürbis (960 g)
2 EL Olivenöl
Meersalz
150 g Blattspinat
200 g Pfifferlinge
1 rote Zwiebel
1 Knoblauchzehe
Pfeffer

Den Backofen auf 200 °C Ober-/Unterhitze vorheizen und ein Backblech mit Backpapier auslegen.

Den Kürbis längs durchschneiden, jede Hälfte mit 1 EL Olivenöl besprenkeln und mit Meersalz würzen. Den Kürbis mit den Schnittflächen nach oben auf das Backblech legen und im vorgeheizten Backofen auf mittlerer Schiene 40-45 Minuten backen.

In der Zwischenzeit den Blattspinat verlesen, waschen und trocken schleudern. Die Pfifferlinge verlesen, putzen und bei Bedarf klein schneiden. Die Zwiebel abziehen und fein würfeln.

In einer Pfanne das restliche Olivenöl erhitzen und die Zwiebel darin 2 Minuten anschwitzen. Spinat und Pfifferlinge hinzugeben und alles weitere 4 Minuten andünsten, bis der Spinat leicht in sich zusammenfällt.

Wenn der Kürbis gar ist, das Fruchtfleisch des Spaghettikürbis mit einer Gabel von den Seiten ablösen und die Fäden auflockern.

Die Spinatfüllung und die Kürbisspaghetti mischen, auf die beiden Kürbishälften verteilen, mit Meersalz und Pfeffer würzen und sofort servieren.

Auberginen-Zucchini-Shakshuka

Für 4 Personen | Zubereitungszeit: 20 Minuten | Backzeit: 25 Minuten

Nährwerte/Portion: 15 g Kohlenhydrate, 14 g Eiweiß, 14 g Fett, 8 g Ballaststoffe

1 Aubergine (400 g)
1 Zucchini (300 g)
2 Zwiebeln
2 Knoblauchzehen
4 Tomaten
¼ Bund Schnittlauch
¼ Bund Petersilie
2 EL Olivenöl
1 Dose gehackte Tomaten (400 g)
1-2 TL Harissa
1 TL Paprikapulver
4 Eier
Salz, Pfeffer

Den Backofen auf 180 °C Ober-/Unterhitze vorheizen. Aubergine und Zucchini waschen, putzen und in feine Scheiben schneiden. Zwiebeln und Knoblauch abziehen und fein hacken. Die Tomaten waschen, achteln und von den Stielansätzen befreien. Den Schnittlauch und die Petersilie waschen, auf einem Küchentuch trocken tupfen und fein hacken.

In einer großen ofenfesten Pfanne das Olivenöl erhitzen und Zwiebel und Knoblauch darin glasig anschwitzen. Auberginen- und Zucchinischeiben hinzugeben und 5 Minuten anbraten. Anschließend die Tomatenachtel, die Dosentomaten und jeweils die Hälfte der gehackten Kräuter hinzugeben.

Shakshuka mit Harissa, Paprikapulver, Salz und Pfeffer abschmecken und das Gemüse weitere 5 Minuten bei mittlerer Temperatur einkochen lassen.

Vier Kuhlen in das Gemüse drücken. Die Eier einzeln in eine Tasse aufschlagen und vorsichtig in jede Kuhle jeweils 1 Ei gleiten lassen.

Die Shakshuka in den vorgeheizten Backofen geben und 20-25 Minuten auf mittlerer Einschubhöhe backen, bis die Eier gestockt sind.

Die fertige Shakshuka mit den restlichen Kräutern bestreuen und genießen. Dazu passt besonders gut Vollkorn-Fladenbrot oder Vollkorn-Reis.

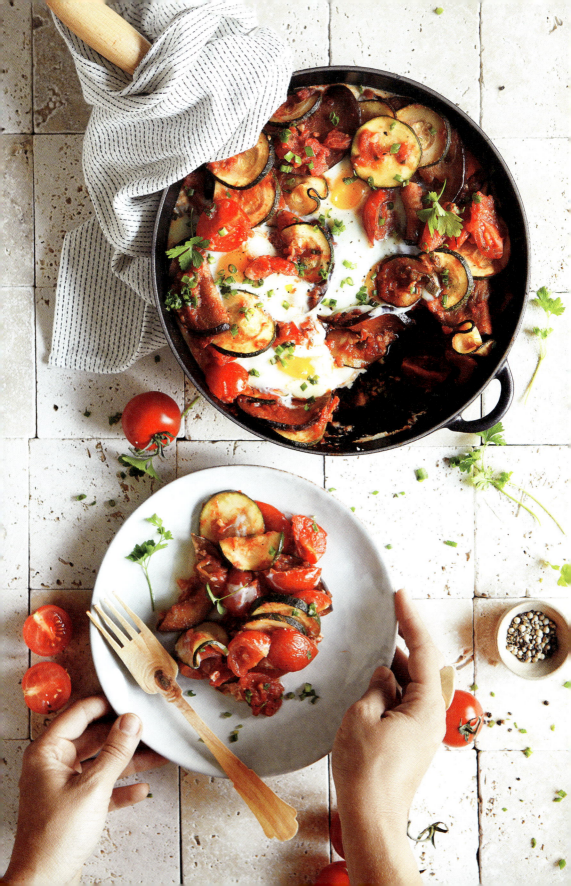

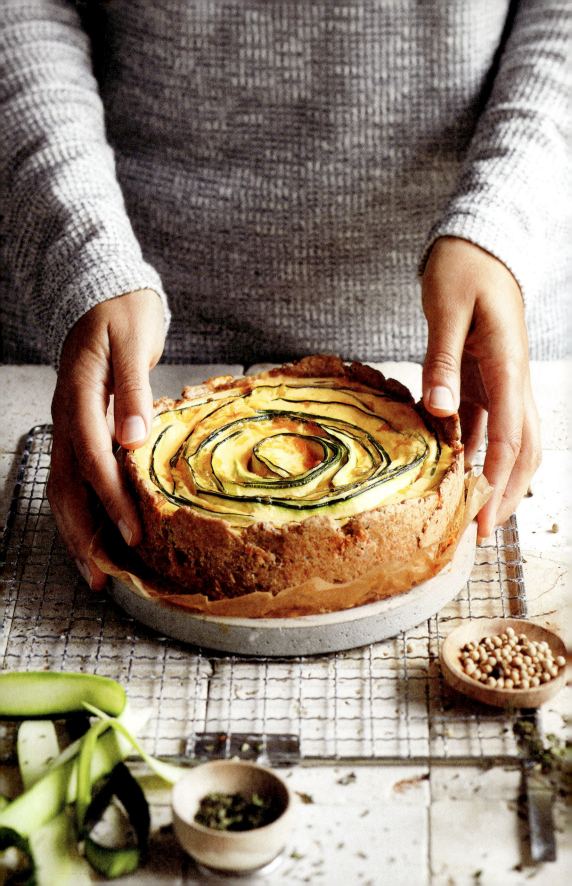

Zucchini-Quiche

Für 4 Personen | Zubereitungszeit: 20 Minuten | Ruhezeit: 30 Minuten | Backzeit: 50 Minuten
Nährwerte/Portion: 26 g Kohlenhydrate, 17 g Eiweiß, 29 g Fett, 7 g Ballaststoffe

Für den Teig
- 150 g Weizenvollkornmehl
- 60 g kalte Butter
- ¼ TL Salz
- 2 TL geschrotete Leinsamen

Für die Füllung
- 1 Bio-Zucchini (275 g)
- 3 Eier (Größe M)
- 150 g Schmand
- 50 g Cheddar-Käse, gerieben
- 1 TL gehackter Thymian
- 1 Prise frisch geriebene Muskatnuss
- Salz, weißer Pfeffer

Für den Teig Weizenvollkornmehl, Butter, 4 EL kaltes Wasser, Salz und Leinsamen in einer großen Schüssel miteinander verkneten. Den Teig in Frischhaltefolie wickeln und im Kühlschrank 30 Minuten kalt stellen.

Den Backofen auf 200 °C Ober-/Unterhitze vorheizen und den Boden einer Springform von 20 cm Ø mit Backpapier auslegen.

Den Teig zwischen zwei Lagen Frischhaltefolie ausrollen und in die Springform legen, dabei einen 5 cm hohen Rand formen. Den Quicheboden im vorgeheizten Backofen 15 Minuten blindbacken (Backpapier mit Hülsenfrüchten beschweren).

Für die Füllung die Zucchini waschen und die Enden knapp abschneiden. Zucchini mit einem Sparschäler in breite Streifen schneiden.

Die Eier verquirlen und zusammen mit dem Schmand, dem Cheddar und dem Thymian in einer Schüssel vermischen. Die Eiermasse mit Muskat, Salz und frisch gemahlenem weißem Pfeffer abschmecken.

Den vorgebackenen Boden kurz auskühlen lassen. Die Zucchinistreifen kreisförmig auf dem Teigboden anordnen und anschließend mit der Eiermasse übergießen. Die Quiche auf mittlerer Einschubhöhe in 30-35 Minuten goldbraun backen.

Tipp
Ein gemischter Salat rundet die Zucchini-Quiche gekonnt ab und liefert eine extra Portion Ballaststoffe.

Gefüllter Hokkaido-Kürbis

Für 4 Personen | Zubereitungszeit: 35 Minuten | Backzeit: 45 Minuten

Nährwerte/Portion: 24 g Kohlenhydrate, 12 g Eiweiß, 7 g Fett, 6 g Ballaststoffe

4 Mini-Hokkaido-Kürbis
  (à 280 g)
300 g Brokkoli
50 g Hirse
60 g Schmand
1 Ei (Größe M)
30 g Gouda, frisch gerieben
Salz, Pfeffer

Den Backofen auf 200 °C Ober-/Unterhitze vorheizen und ein Backblech mit Backpapier auslegen. Die Kürbisse waschen, trocknen, auf das Backblech legen und im vorgeheizten Backofen auf mittlerer Einschubhöhe etwa 30 Minuten backen.

In der Zwischenzeit 150 ml Salzwasser zum Kochen bringen. Die heiß abgespülte Hirse hinzugeben und bei mittlerer Temperatur 10 Minuten kochen lassen. Die Herdplatte ausschalten und die Hirse zugedeckt 10-12 Minuten ausquellen lassen.

Den Brokkoli waschen und in kleine Röschen schneiden. Einen Topf 3-4 cm mit Wasser füllen, zum Kochen bringen, einen Dämpfeinsatz daraufstellen und den Brokkoli darin 10 Minuten dämpfen.

Die vorgebackenen Mini-Kürbisse aus dem Backofen nehmen. Mit einem scharfen Messer jeweils den Deckel abschneiden und mit einem Löffel die Kerne vorsichtig entfernen.

Für die Füllung die Hirse mit Schmand, Ei und Gouda vermischen. Die Mischung mit Salz und Pfeffer abschmecken und die Brokkoliröschen unterheben.

Die Kürbisse mit der Mischung füllen und im Backofen bei gleicher Temperatur weitere 12-15 Minuten backen. Jeden Kürbis auf einen Teller legen und servieren.

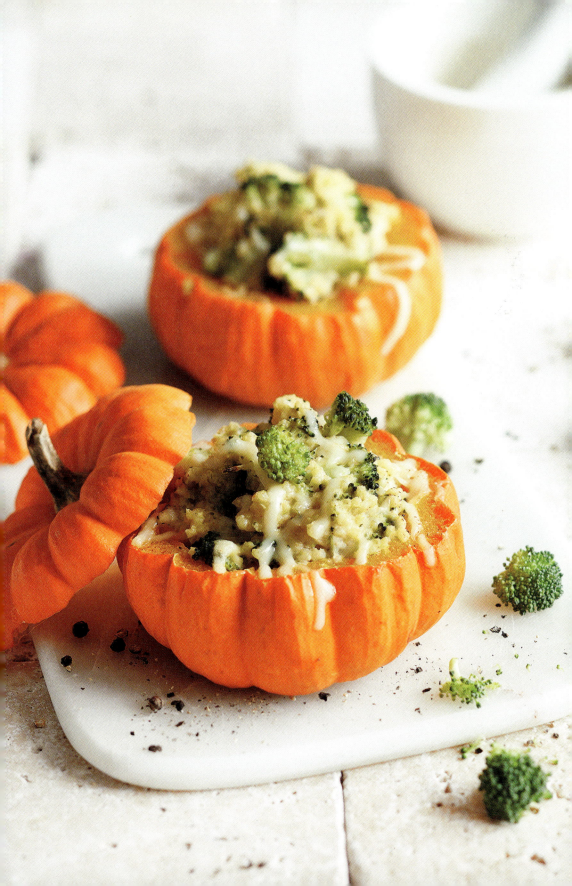

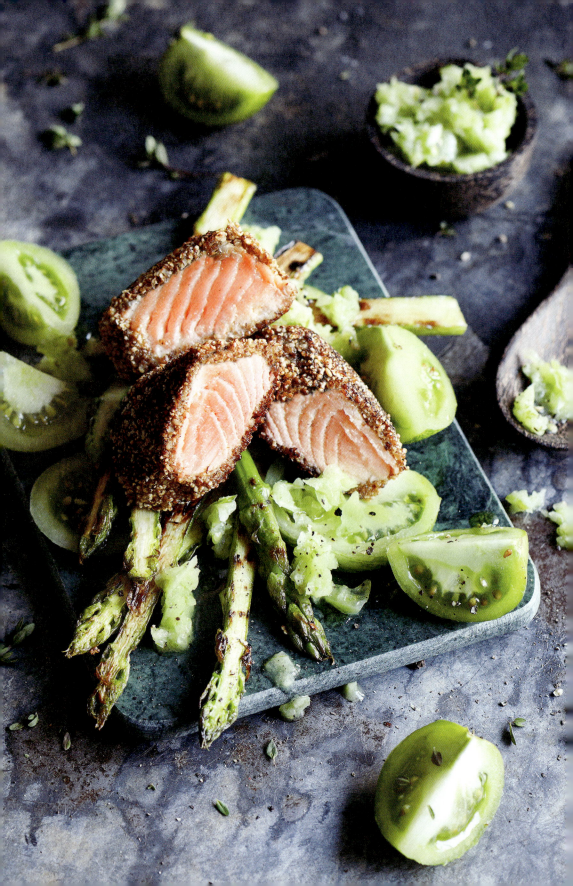

Lachs mit Amarantkruste auf Spargel-Tomaten-Gremolata

Für 2 Personen | Zubereitungszeit: 30 Minuten

Nährwerte/Portion: 17 g Kohlenhydrate, 46 g Eiweiß, 42 g Fett, 6 g Ballaststoffe

Für den Lachs
- 25 g gepuffter Amarant
- 1 EL gemahlene Mandeln
- 1 TL Sesam (10 g)
- ¼ TL Kumin
- ¼ TL gemahlener Zimt
- ¼ TL Salz
- 1 Ei (Größe M)
- 300 g Lachsfilet (ohne Haut)
- 3 EL Rapsöl (30 ml)

Für die Gremolata
- 12 Stangen grüner Spargel (400 g)
- 3 grüne Tomaten (300 g)
- 1 EL Olivenöl
- 1 Schalotte
- 1 Knoblauchzehe
- 1 TL Zitronensaft
- 1 Stängel Zitronenmelisse
- Salz, Pfeffer

Für die Kruste Amarant, Mandeln, Sesam, Kumin, Zimt und Salz in einer Schüssel miteinander vermengen.

Das Ei aufschlagen und auf einem Teller verquirlen. Das Lachsfilet in vier Stücke teilen.

Die Filetstücke zunächst rundherum im Ei, dann in der Amarant-Mischung wenden und auf einen Teller legen.

In einer Pfanne das Rapsöl erhitzen und die panierten Lachsfilets darin bei mittlerer Temperatur von allen Seiten in etwa 10 Minuten goldbraun braten. Dabei die Filets mehrmals wenden.

Für die Gremolata den grünen Spargel waschen, von den holzigen Enden befreien und längs halbieren. Tomaten waschen und ohne Stielansätze vierteln.

Das Olivenöl in einer Grillpfanne erhitzen und den Spargel darin von allen Seiten 2-3 Minuten anbraten.

Schalotte und Knoblauch abziehen und zusammen mit einem Drittel der Tomaten und des grünen Spargels in einen Multizerkleiner geben. Zitronensaft und Zitronenmelisse hinzugeben und alles grob pürieren. Die Gremolata mit Salz und Pfeffer abschmecken.

Lachsfilets mit den restlichen Spargelstangen und Tomaten sowie mit der Gremolata auf zwei Tellern anrichten und servieren.

Gerösteter Fenchel und Rosenkohl mit Tahin-Dressing

Für 2 Personen | Zubereitungszeit: 15 Minuten | Quellzeit: 20 Minuten | Backzeit: 30 Minuten
Nährwerte/Portion: 15 g Kohlenhydrate, 28 g Eiweiß, 23 g Fett, 8 g Ballaststoffe

1 Knolle Fenchel (270 g)
250 g Rosenkohl
2 EL Olivenöl
2 Stängel Majoran
125 ml Gemüsebrühe
100 g Süßlupinen-Kernies
100 g Joghurt (1,5 % Fett)
1 TL Tahin (Sesampaste)
4 TL Zitronensaft
Salz, Pfeffer

Den Backofen auf 200 °C Ober-/Unterhitze vorheizen und ein Backblech mit Backpapier auslegen. Den Fenchel waschen, trocknen, längs halbieren, vom Strunk befreien und in dünne Scheiben schneiden.

Den Rosenkohl verlesen, waschen und trocken tupfen. Die Strunkansätze sparsam entfernen, sodass die Blätter noch zusammenhalten. Rosenkohlköpfchen halbieren und mit dem Fenchel auf dem Backblech verteilen. Das Gemüse mit Olivenöl beträufeln. Den Majoran waschen, trocken tupfen, Blätter abzupfen, fein hacken und über das Gemüse streuen.

Anschließend das Gemüse mit Salz und Pfeffer würzen und im vorgeheizten Backofen auf mittlerer Einschubhöhe 25–30 Minuten rösten.

In der Zwischenzeit die Gemüsebrühe zum Kochen bringen. Die Süßlupinen-Kernies in eine Schüssel geben und mit kaltem Wasser abbrausen, dann abgießen. Die Süßlupinen-Kernies mit der heißen Gemüsebrühe übergießen und 15–20 Minuten quellen lassen.

Für das Dressing den Joghurt in einer Schüssel mit Tahin und 2 TL Zitronensaft verrühren. Das Dressing mit Salz und Pfeffer abschmecken.

Die Süßlupinen-Kernies mit dem restlichen Zitronensaft abschmecken und auf zwei Tellern anrichten. Das geröstete Gemüse darauf verteilen und mit dem Dressing beträufelt servieren.

Good to know

Botanisch gesehen zählt die Süßlupine zu den Hülsenfrüchten. Mit einem Eiweißgehalt von 40 % ist sie ein absoluter Spitzenreiter. Daneben liefert sie acht der 20 essenziellen Aminosäuren, die unser Körper täglich braucht. Süßlupinen-Kernies sind in jedem gut sortierten Reformhaus zu finden.

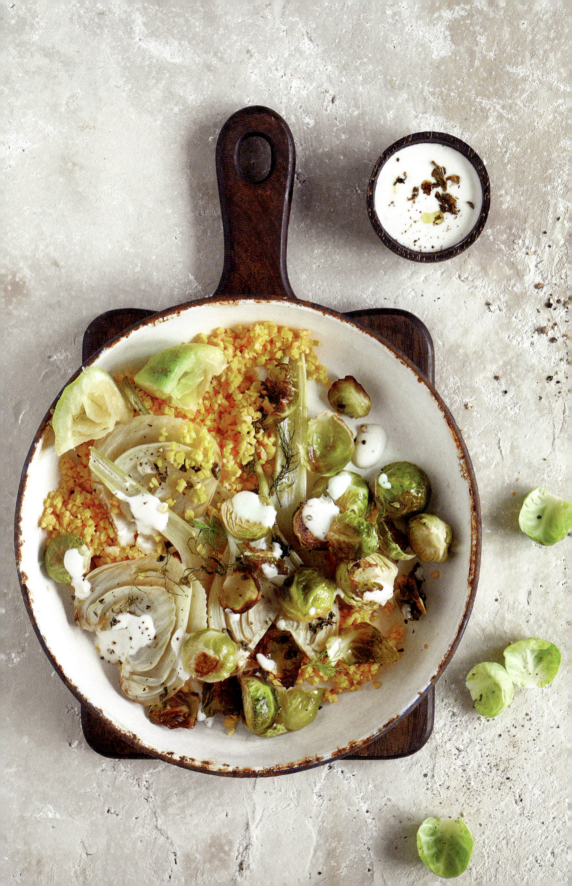

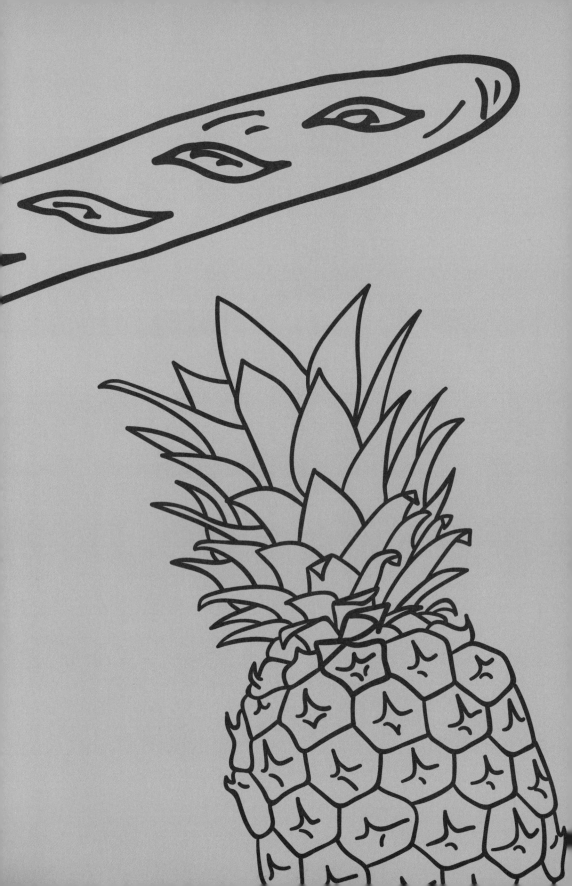

Brot, Kuchen und Desserts

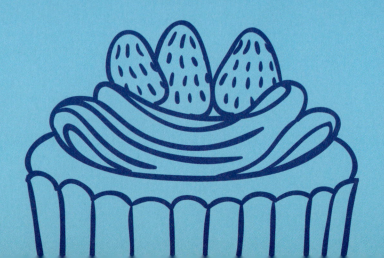

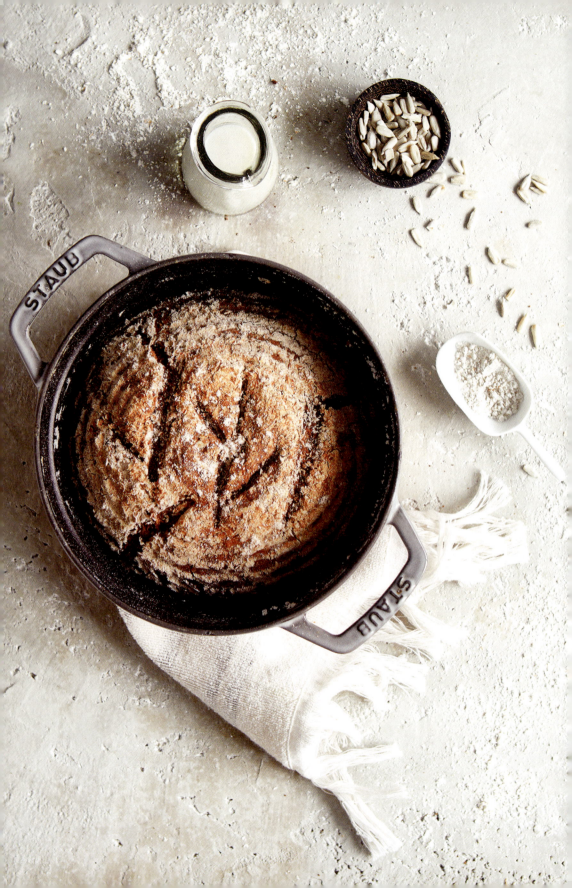

Sauerteigbrot mit Sonnenblumenkernen

Für 1 Brot | Zubereitungszeit: 15 Minuten | Ruhezeit: 2 ½ Stunden | Backzeit: 60 Minuten
Nährwertangaben pro 50 g: 34 g Kohlenhydrate, 9 g Eiweiß, 5 g Fett, 6 g Ballaststoffe

450 g Dinkelvollkornmehl
50 g kernige Haferflocken
2 EL Traubenkernmehl (20 g)
1 Päckchen Trockenhefe
1 EL Sauerteigextrakt
1 TL feines Meersalz
75 g Sonnenblumenkerne
1 TL gemahlenes Brotgewürz (Anis, Fenchel, Koriander, Kümmelsamen)

In einer großen Schüssel Dinkelvollkornmehl, kernige Haferflocken, Traubenkernmehl, Trockenhefe, Sauerteigextrakt, Meersalz, Sonnenblumenkerne und das Brotgewürz miteinander vermischen.

300 ml lauwarmes Wasser hinzugeben und alle Zutaten zu einem geschmeidigen Teig kneten. Den Teig aus der Schüssel nehmen, für mindestens 5 Minuten auf der leicht bemehlten Arbeitsplatte kräftig durchkneten und dann zugedeckt an einem warmen Ort für mindestens 90 Minuten gehen lassen.

Den Teig anschließend erneut auf einer bemehlten Arbeitsfläche kräftig durchkneten und in einem mit Mehl bestaubten Gärkörbchen weitere 60 Minuten zugedeckt gehen lassen.

Den Backofen in der Zwischenzeit auf 220 °C Ober-/Unterhitze vorheizen. Das Brot auf ein mit Backpapier belegtes Backblech stürzen, mit Wasser besprühen und im heißen Backofen auf mittlerer Einschubhöhe 30 Minuten backen.

Nun die Backtemperatur auf 200 °C reduzieren und das Brot weitere 25-30 Minuten backen, bis es beim Anklopfen hohl klingt.

Das fertige Brot aus dem Ofen holen und auf einem Kuchenrost vollständig auskühlen lassen.

Dinkelvollkorn-Kürbiskern-Bagels

Für 8 Bagels | Zubereitungszeit: 35 Minuten | Backzeit: 25 Minuten | Ruhezeit: 1 ½ Stunden
Nährwerte/Bagel: 28 g Kohlenhydrate, 8 g Eiweiß, 4 g Fett, 5 g Ballaststoffe

335 g Dinkelvollkornmehl
1 EL Rohrohrzucker
1 TL feines Meersalz
1 Päckchen Trockenhefe
4 EL Kürbiskerne

In einer großen Schüssel Dinkelvollkornmehl, Rohrohrzucker, Meersalz und Trockenhefe vermischen. 250 ml lauwarmes Wasser hinzugeben und die Zutaten zu einem geschmeidigen Teig verkneten. Diesen zugedeckt an einem warmen Ort 1 Stunde gehen lassen.

Auf einer mit Mehl bestaubten Arbeitsfläche den Teig in acht gleich große Stücke teilen. Jeden Teigling zu einer Kugel formen und erneut 15 Minuten ruhen lassen.

Mit dem Stiel eines Kochlöffels in die Mitte jeder Teigkugel ein Loch stechen und dieses mit den Händen noch etwas vergrößern. Die Bagels erneut zugedeckt 15 Minuten ruhen lassen.

In der Zwischenzeit den Backofen auf 200 °C Ober-/Unterhitze vorheizen und ein Backblech mit Backpapier auslegen. Eine feuerfeste Auflaufform mit Wasser füllen und auf den Backofenboden stellen. Einen großen Kochtopf zu drei Vierteln mit Wasser füllen und dieses zum Kochen bringen.

Bagels nacheinander von jeder Seite 30 Sekunden im kochenden Wasser garen, mit einer Schaumkelle herausheben und auf einem Backblech abtropfen lassen.

Die Bagels mit den Kürbiskernen bestreuen und diese fest andrücken. Die Bagels auf das Backblech legen und im heißen Backofen auf mittlerer Schiene in 20-25 Minuten goldbraun backen. Danach auf einem Kuchenrost vollständig auskühlen lassen.

Good to know

Kürbiskerne sind eine gute Quelle für Omega-3-Fettsäuren, aus pflanzlichem Ursprung. Außerdem enthalten sie Tryptophan, das für die Bildung von Melatonin (Schlafhormon) bekannt ist.

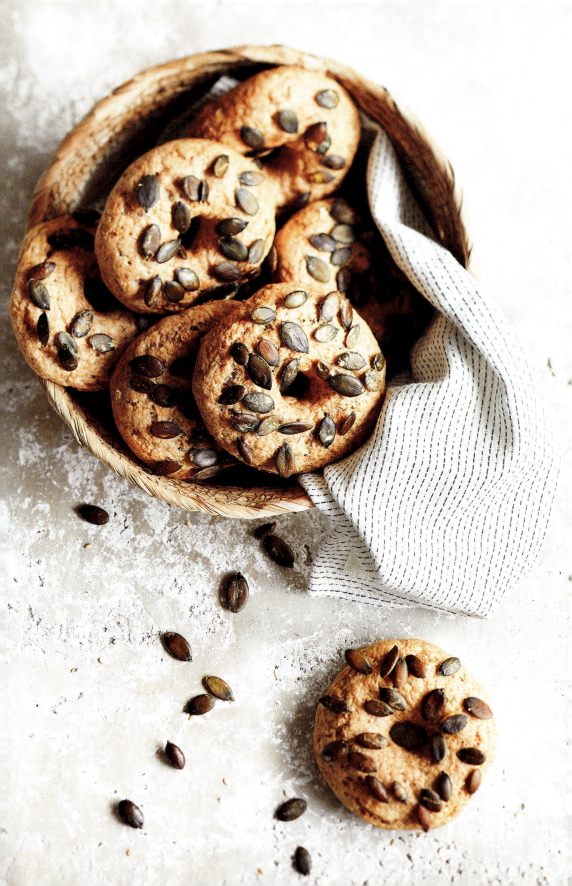

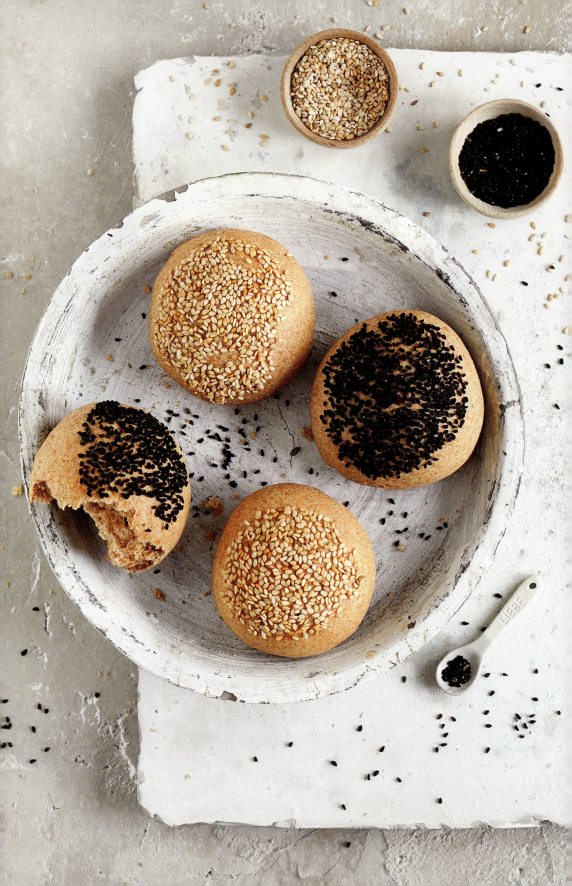

Vollkornbrötchen mit Schwarzkümmel und Sesam

Für 10 Brötchen | Zubereitungszeit: 25 Minuten | Backzeit: 30 Minuten | Ruhezeit: 45 Minuten
Nährwerte/Brötchen: 29 g Kohlenhydrate, 7 g Eiweiß, 8 g Fett, 4 g Ballaststoffe

1 Würfel frische Hefe (42 g)
1 TL Waldhonig
450 g Dinkelvollkornmehl
125 ml Buttermilch (zimmerwarm)
75 ml Olivenöl
1 TL Salz
2 TL Schwarzkümmel
2 TL Sesam

Die Hefe in eine Tasse bröckeln. Honig und 125 ml lauwarmes Wasser dazugeben und die Hefe darin auflösen.

Vollkornmehl, Buttermilch, Olivenöl und Salz hinzugeben und die Zutaten zu einem glatten Teig verkneten. Diesen anschließend zugedeckt an einem warmen Ort 30 Minuten gehen lassen.

Auf einer bemehlten Arbeitsfläche den Teig in zehn gleich große Stücke teilen. Die Teiglinge zu kugeligen Brötchen formen und erneut 15 Minuten ruhen lassen.

In der Zwischenzeit den Backofen auf 220 °C Ober-/Unterhitze vorheizen und ein Backblech mit Backpapier auslegen. Auf den Boden des Backofens eine ofenfeste Auflaufform mit Wasser stellen.

In eine kleine Schüssel lauwarmes Wasser füllen und den Schwarzkümmel und den Sesam auf einem Teller verteilen. Die Brötchen mit der Oberseite in das Wasser tauchen, anschließend in den Saaten wenden und die Samen vorsichtig andrücken.

Die Vollkornbrötchen auf dem Backblech verteilen und im heißen Ofen auf mittlerer Schiene in 25–30 Minuten goldbraun backen. Die Backofentemperatur nach 10 Minuten Backzeit auf 200 °C reduzieren. Die Brötchen nach dem Backen auf einem Kuchenrost vollständig auskühlen lassen.

Vollkorn-Naanfladen

Für 10 Fladen à 60 g | Zubereitungszeit: 15 Minuten | Ruhezeit: 60 Minuten

Nährwerte/Fladen: 23 g Kohlenhydrate, 5 g Eiweiß, 4 g Fett, 3 g Ballaststoffe

350 g Dinkelvollkornmehl
1 Päckchen Trockenhefe
1 Prise Rohrohrzucker
½ TL Salz
100 g Joghurt (1,5 % Fett)
2 EL Olivenöl

In einer großen Schüssel Dinkelvollkornmehl, Hefe, Rohrohrzucker und Salz gut vermischen.

150 ml lauwarmes Wasser, den Joghurt und das Olivenöl hinzugeben und die Zutaten zu einem geschmeidigen Teig verkneten. Diesen zugedeckt an einem warmen Ort 40 Minuten gehen lassen.

Eine Arbeitsfläche mit Mehl bestauben, den Teig in 10 Portionen teilen und diese zu Kugeln formen. Die Teiglinge nochmals 20 Minuten gehen lassen.

In der Zwischenzeit eine gusseiserne oder eine beschichtete Pfanne ohne Fett erhitzen. Jeden Teigling zu einem Kreis von etwa 16 cm Ø ausrollen.

Die Fladen nacheinander in die heiße Pfanne legen und bei mittlerer Temperatur jeweils 2 Minuten pro Seite backen. Fertige Fladen aus der Pfanne nehmen und auf einem Kuchengitter auskühlen lassen.

Tipp
Die Naanfladen lassen sich wunderbar auf Vorrat backen und nach Bedarf einfrieren.

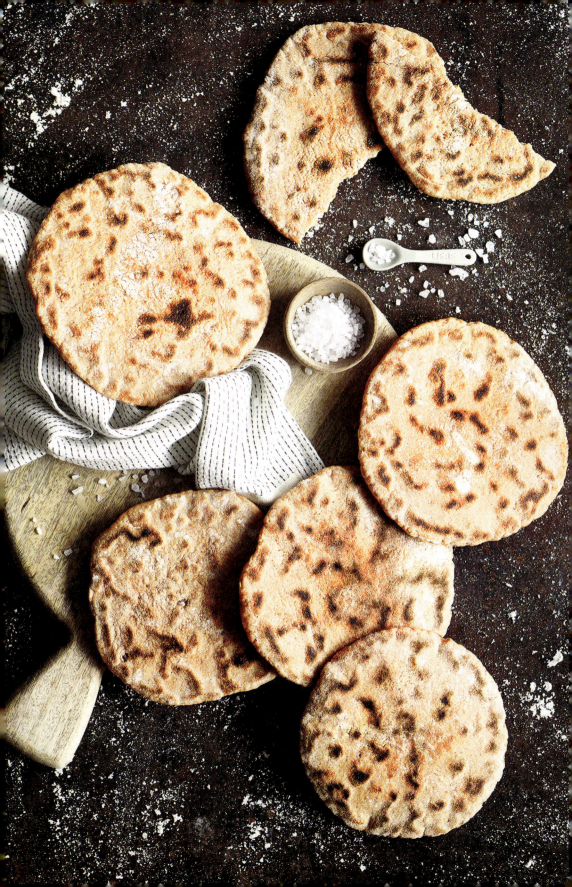

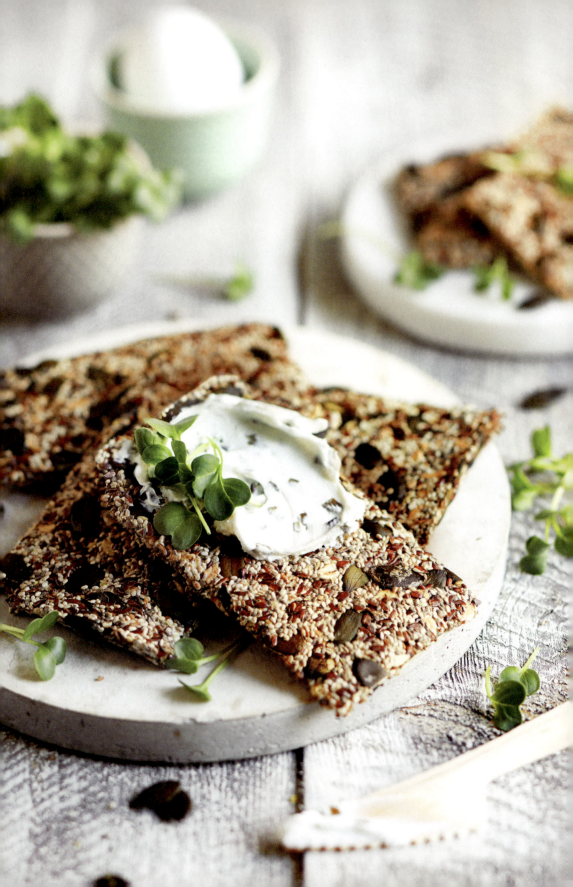

Leinsamen-Kürbiskern-Knäckebrot

Für 10 Scheiben | Zubereitungszeit: 45 Minuten | Backzeit: 45 Minuten

Nährwerte/Scheibe: 2 g Kohlenhydrate, 7 g Eiweiß, 8 g Fett, 6 g Ballaststoffe

95 g Chia-Samen
80 g Kürbiskerne
50 g geschrotete Leinsamen
30 g 5-Korn-Flocken
¼ TL feines Meersalz

In einer großen Schüssel Chia-Samen, Kürbiskerne, Leinsamen und 5-Korn Flocken gut vermischen. Salz und 200 ml warmes Wasser dazugeben und die Zutaten kräftig durchmischen. Anschließend den Teig 30 Minuten quellen lassen.

In der Zwischenzeit den Backofen auf 175 °C Ober-/Unterhitze vorheizen und ein Backblech mit Backpapier auslegen.

Den Teig gleichmäßig auf dem Backblech zu einem Rechteck mit etwa 22 x 32 cm verstreichen und im vorgeheizten Backofen auf mittlerer Einschubhöhe etwa 35 Minuten backen.

Das Knäckebrot aus dem Backofen nehmen und vorsichtig auf ein großes Küchenbrett gleiten lassen. Das Brot mit einem scharfen Messer in zehn gleich große Scheiben schneiden und diese dann erneut auf dem Backblech verteilen.

Die Knäckebrot-Scheiben weitere 10 Minuten bei gleicher Temperatur backen, bis sie knusprig sind.

Knäckebrote nach dem Backen auf einem Kuchenrost vollständig auskühlen lassen. In einem luftdichten Vorratsbehälter hält es sich bis zu einer Woche.

Good to know

Chia-Samen sind besonders reich an Omega-3-Fettsäuren, einer essenziellen Fettsäure, die unser Körper nicht selbst bilden kann. Omega-3-Fettsäuren stärken das Immunsystem und beugen Herzerkrankungen vor. In Flüssigkeit eingeweicht vergrößern Chia-Samen ihr Volumen um das bis zu Zwölffache, dadurch wirken sie schnell sättigend und regen dabei gleichzeitig die Verdauung an.

Ziegenkäse-Nektarinen-Galette

Für 4 Personen | Zubereitungszeit: 15 Minuten | Kühlzeit: 30 Minuten | Backzeit: 30 Minuten
Nährwerte/Stück: 44 g Kohlenhydrate, 10 g Eiweiß, 22 g Fett, 10 g Ballaststoffe

225 g Weizenvollkornmehl
85 g kalte Butter
½ TL Salz
2 Nektarinen (350 g)
1 rote Zwiebel (90 g)
2 Zweige frischer Thymian
150 g Ziegenfrischkäse
1 TL geschmolzene Butter

Das Weizenvollkornmehl, die kalte Butter, Salz und 75 ml kaltes Wasser in eine Schüssel geben und rasch zu einem geschmeidigen Teig verkneten. Den Teig in Frischhaltefolie wickeln und 30 Minuten kalt stellen.

In der Zwischenzeit die Nektarinen waschen und trocknen. Die Früchte halbieren, entkernen und in feine Scheiben schneiden. Die Zwiebel abziehen und in feine Ringe schneiden. Den Thymian waschen, trocknen und die Blättchen von den Zweigen zupfen.

Den Backofen auf 220 °C Ober-/Unterhitze vorheizen und ein Backblech mit Backpapier auslegen. Den Teig aus dem Kühlschrank nehmen, halbieren und jedes Teigstück auf einer bemehlten Arbeitsfläche zu einem Kreis mit 24 cm Ø ausrollen.

Jeden Teigfladen mit Ziegenfrischkäse bestreichen, dabei etwa 2 cm zum Rand aussparen. Frischkäse mit den Nektarinenscheiben und den Zwiebelringen belegen. Die Teigränder umklappen, dabei leicht über die Füllung ziehen und fest andrücken. Umgeschlagene Ränder mit der geschmolzenen Butter bestreichen und mit Thymianblättchen bestreuen.

Die Galettes auf das Backblech legen und im vorgeheizten Backofen auf mittlerer Schiene in 25-30 Minuten goldbraun backen.

Good to know

Thymian regt die Magensaftproduktion an und kann so Magen-Darm-Beschwerden, wie z. B. Blähungen und Völlegefühl, entgegenwirken.

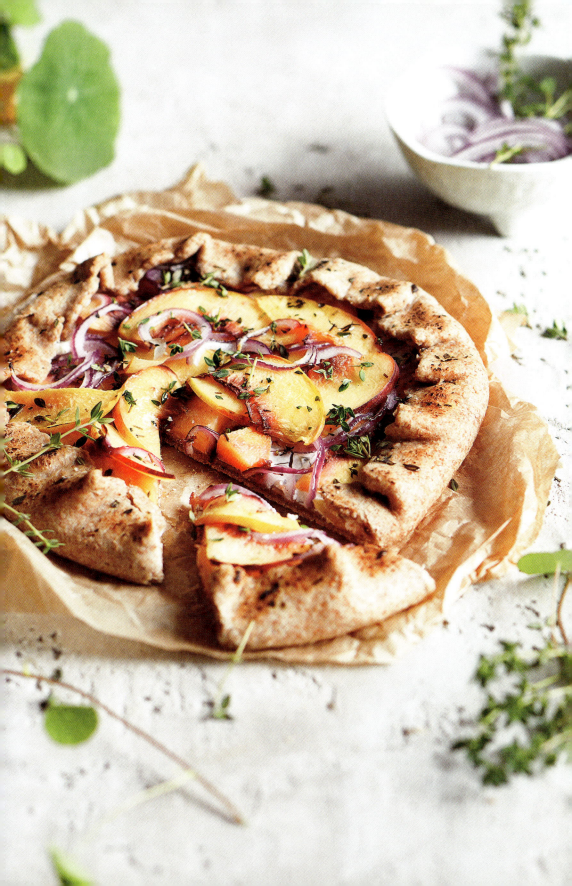

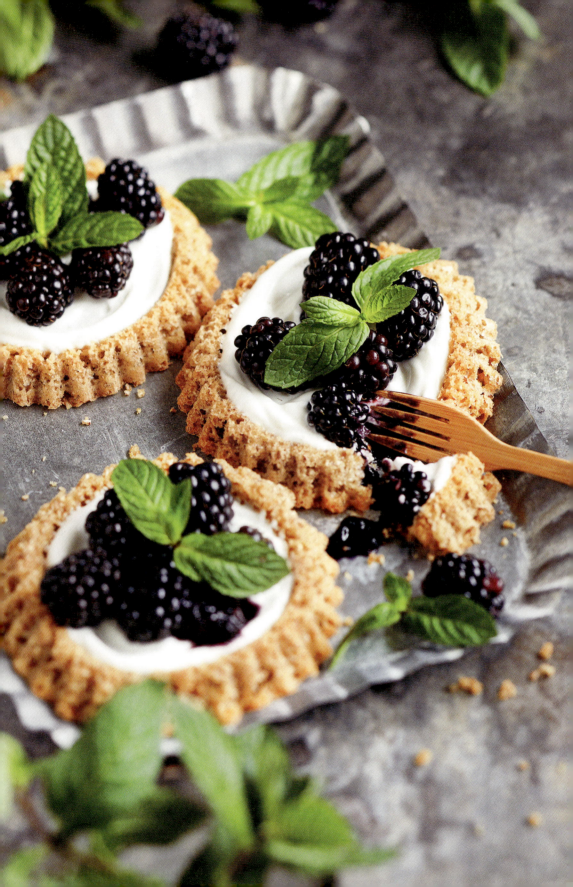

Brombeer-Skyr-Törtchen

Für 6 Törtchen | Zubereitungszeit: 20 Minuten | Backzeit: 18 Minuten

Nährwerte/Törtchen: 26 g Kohlenhydrate, 8 g Eiweiß, 11 g Fett, 4 g Ballaststoffe

Für den Teig
- 100 g 5-Korn-Flocken oder Dinkelvollkornmehl
- 2 gestrichene TL Backpulver
- 2 Eier (Größe L)
- 60 g Rohrzucker
- 50 ml Sonnenblumenöl

Für den Belag
- 300 g Brombeeren
- 200 g Skyr (isländischer Frischkäse)
- 1-2 TL Puderzucker aus Rohrzucker
- ½ Vanilleschote
- 1 TL Zitronensaft
- frische Minzblättchen

Den Backofen auf 175 °C Ober-/Unterhitze vorheizen und 6 Tartelette-Förmchen à 12 cm Ø einfetten. Alternativ kann auch eine große Tarteform verwendet werden.

Die Flocken in einen Multizerkleinerer füllen und sehr fein mahlen. Das Backpulver mit den gemahlenen Flocken vermischen und die Mischung zur Seite stellen.

In einer weiteren Schüssel die Eier, den Rohrzucker und das Sonnenblumenöl mit den Quirlen des Handrührgeräts 3 Minuten cremig aufschlagen. Anschließend das Mehl hinzugeben und gut unterrühren.

Den Teig in die vorbereiteten Tartelette-Förmchen füllen und im heißen Backofen auf mittlerer Einschubhöhe in 15-18 Minuten goldbraun backen. Dann die Böden vorsichtig aus den Förmchen lösen und auf einem Kuchenrost vollständig auskühlen lassen.

Für den Belag die Brombeeren waschen und auf Küchenpapier vorsichtig trocken tupfen.

In einer Schüssel Skyr, Puderzucker, das ausgekratzte Vanillemark und den Zitronensaft cremig rühren. Die Minzblättchen waschen und ebenfalls auf einem Papiertuch trocken tupfen.

Nun die Tortenböden mit jeweils 2 TL der Creme bestreichen. Die Brombeeren darauf dekorativ anrichten, mit den Minzblättchen dekorieren und sofort servieren.

Tipp
Die Tortenböden lassen sich auf Vorrat herstellen, einfrieren und nach Lust und Laune auftauen.

Kardamom-Birnen-Muffins

Für 12 Muffins | Zubereitungszeit: 15 Minuten | Backzeit: 30 Minuten

Nährwerte/Muffin: 31 g Kohlenhydrate, 5 g Eiweiß, 9 g Fett, 3 g Ballaststoffe

175 g Rohrohrzucker
50 ml Sonnenblumenöl
100 g Joghurt (1,5 % Fett)
2 Eier (Größe M)
200 g Dinkelvollkornmehl
50 g gemahlene Mandeln
1 Prise Salz
2 TL Backpulver
½ TL gemahlener Kardamom
2 Birnen
2 TL Zitronensaft
½ TL gemahlener Zimt
50 g kernige Haferflocken
1 EL Butter

Den Backofen auf 200 °C Ober-/Unterhitze vorheizen und eine Muffinform mit 12 Mulden mit Papierförmchen auslegen.

Vom Zucker 2 EL abnehmen und zur Seite stellen. Den restlichen Zucker in eine Schüssel geben und mit Sonnenblumenöl, Joghurt und den Eiern zu einer cremigen Masse verrühren.

In einer weiteren Schüssel Mehl, Mandeln, Salz, Backpulver und Kardamom vermischen.

Die trockenen Zutaten zum Eigemisch geben und alles zu einem geschmeidigen Teig verarbeiten.

Die Birnen waschen, trocknen, halbieren und das Kerngehäuse entfernen. Die Birnenhälften in feine Scheiben schneiden und in einer Schüssel mit 1 EL Zucker, Zitronensaft und Zimt vermengen.

Für die Streusel Haferflocken, Butter und den übrigen Zucker zu einem krümeligen Teig kneten.

Den Kardamomteig in die vorbereiteten Muffinförmchen füllen. Die Birnenscheiben fächerförmig in den Teig drücken und die Muffins mit den Streuseln bestreuen. Muffins im vorgeheizten Backofen auf mittlerer Schiene in 25–30 Minuten goldbraun backen. Nach dem Backen aus der Form lösen und auf einem Kuchenrost auskühlen lassen.

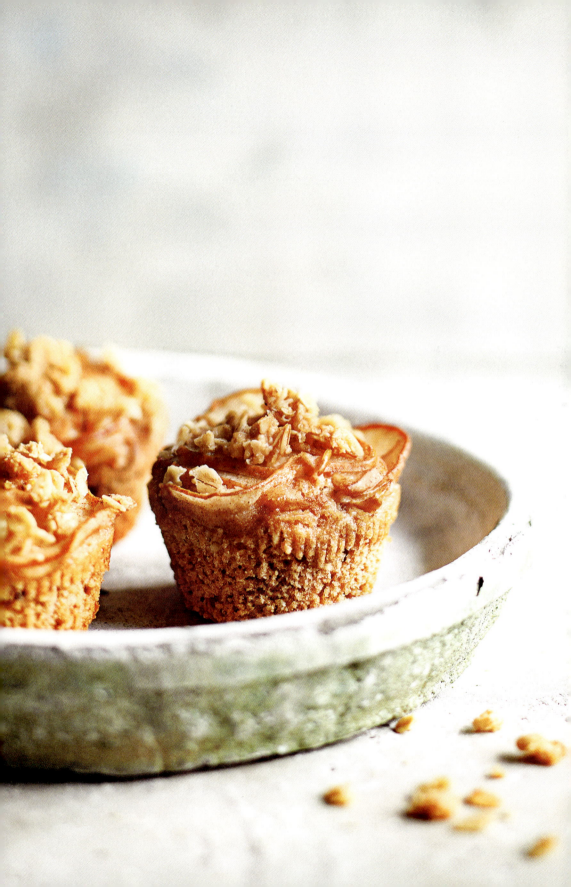

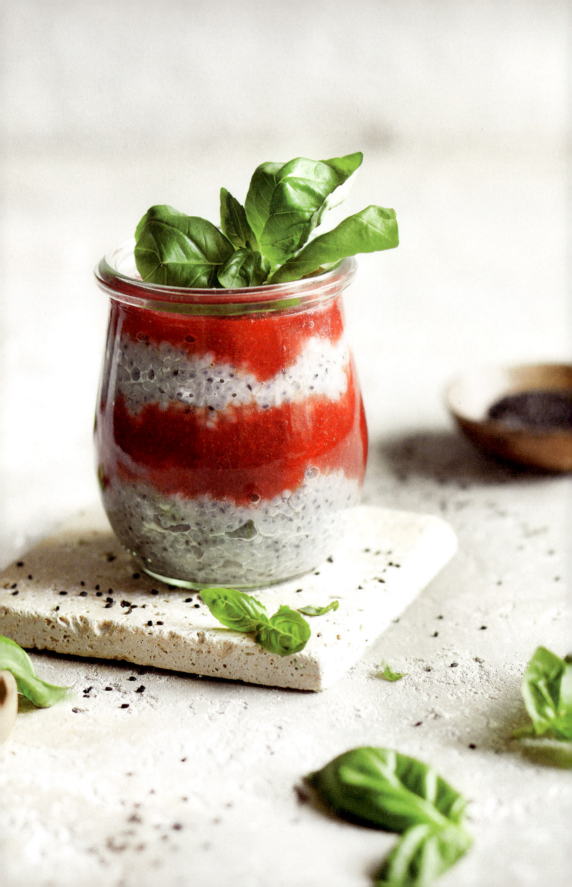

Basilikum-Pflaumen-Pudding

Für 4 Personen | Zubereitungszeit: 25 Minuten | Quellzeit: 30 Minuten

Nährwerte/Portion: 22 g Kohlenhydrate, 4,5 g Eiweiß, 5 g Fett, 8 g Ballaststoffe

Für den Pudding
400 ml Haferdrink (ohne Zuckerzusatz)
50 g Basilikumsamen (erhältlich im Reformhaus/Bioladen)

Für das Pflaumenmus
500 g Pflaumen
1 TL gemahlener Zimt
2 TL Vollrohrzucker

Für die Dekoration
frische Basilikumblätter

Für den Pudding in einem hohen Gefäß den Haferdrink mit den Basilikumsamen verrühren und anschließend 30 Minuten quellen lassen.

Für das Pflaumenmus die Pflaumen waschen, trocknen, halbieren und entkernen.

In einem Topf Zimt, Zucker, 2 EL Wasser und die Pflaumen zum Kochen bringen und anschließend bei kleiner Temperatur in 8-10 Minuten gar kochen. Die Früchte mit einem Pürierstab fein pürieren.

Den Basilikumpudding abwechselnd mit dem Pflaumenmus in vier Gläser schichten und mit den Basilikumblättern dekorieren. Der Pudding schmeckt im Winter als warme Nachspeise, kann im Sommer aber auch als fruchtiges Dessert serviert werden.

Good to know
Basilikumsamen quellen ähnlich wie Chia-Samen um ein Vielfaches auf. Sie sind reich an Omega-3-Fettsäuren, fördern die Konzentration und damit die Leistungsfähigkeit unseres Gehirns. Außerdem steigern sie die Durchblutung und fördern die Darmaktivität. Ein Teelöffel Basilikumsamen deckt nicht nur unseren täglichen Bedarf an Vitamin K, sie wirken auch entzündungshemmend, indem sie erhöhte Cholesterinwerte senken.

Schokoladen-Haselnuss-Kekse

Für 25 Kekse | Zubereitungszeit: 35 Minuten | Backzeit: 10 Minuten | Ruhezeit: 30 Minuten
Nährwerte/Keks: 9 g Kohlenhydrate, 3 g Eiweiß, 7 g Fett, 3 g Ballaststoffe

Für die Kekse
100 g Weizenvollkornmehl
1 TL Backpulver
30 g Kakaopulver
60 g Dattelsüße (im Reformhaus erhältlich)
100 g kernige Haferflocken
1 Vanilleschote
1 Ei (Größe M)
80 g kalte Butter

Für die Füllung
125 g Zartbitterschokolade
8 getrocknete Datteln
40 g Cashewmus
40 g gemahlene Haselnüsse
2 TL Kakao-Nibs

Für die Kekse Weizenvollkornmehl, Backpulver, Kakaopulver und Dattelsüße miteinander vermischen.

Die Haferflocken in einem Multizerkleinerer fein mixen und zu den anderen Zutaten geben. Das ausgekratzte Mark der Vanilleschote, das Ei und die kalte Butter hinzugeben und die Zutaten zu einem Teig verkneten. Den Teig in Frischhaltefolie einschlagen und 30 Minuten im Kühlschrank ruhen lassen.

Den Teig zwischen zwei Lagen Frischhaltefolie 3 mm dick ausrollen. Aus dem Teig 50 runde Plätzchen mit je 5 cm Ø ausstechen.

Inzwischen den Backofen auf 180 °C Ober-/Unterhitze vorheizen und ein Backblech mit Backpapier auslegen. Die Plätzchen darauf verteilen und im heißen Backofen auf mittlerer Schiene 8–10 Minuten backen. Fertige Kekse aus dem Ofen holen und auf einem Kuchenrost vollständig auskühlen lassen.

In der Zwischenzeit für die Füllung die Zartbitterschokolade über einem heißen Wasserbad schmelzen. Die Datteln fein hacken, zusammen mit dem Cashewmus, den Haselnüssen und den Kakao-Nibs zur geschmolzenen Schokolade geben und alles gut vermengen.

Die Hälfte der Schokoladenkekse mit der Schokoladenmasse bestreichen und die andere Hälfte als Deckel darauf setzen. Deckel fest andrücken und die Füllung auskühlen und fest werden lassen.

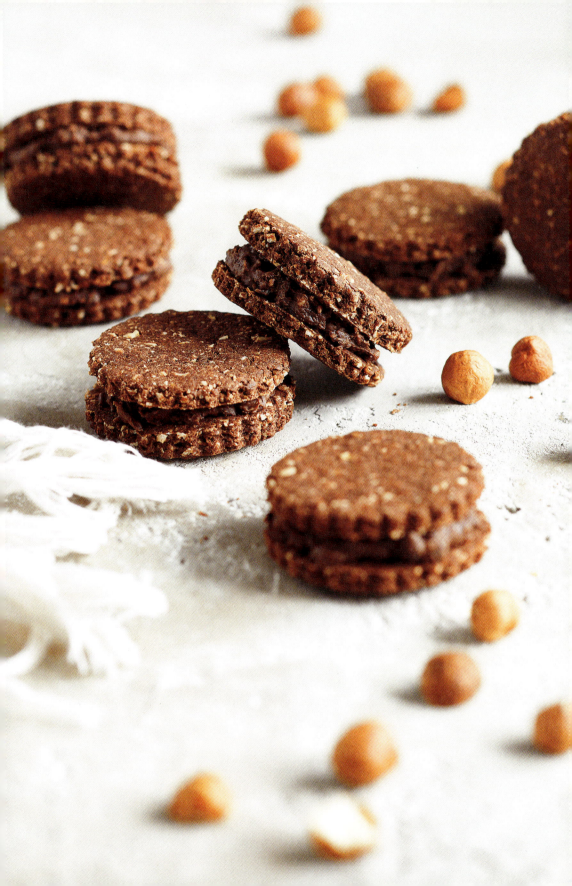

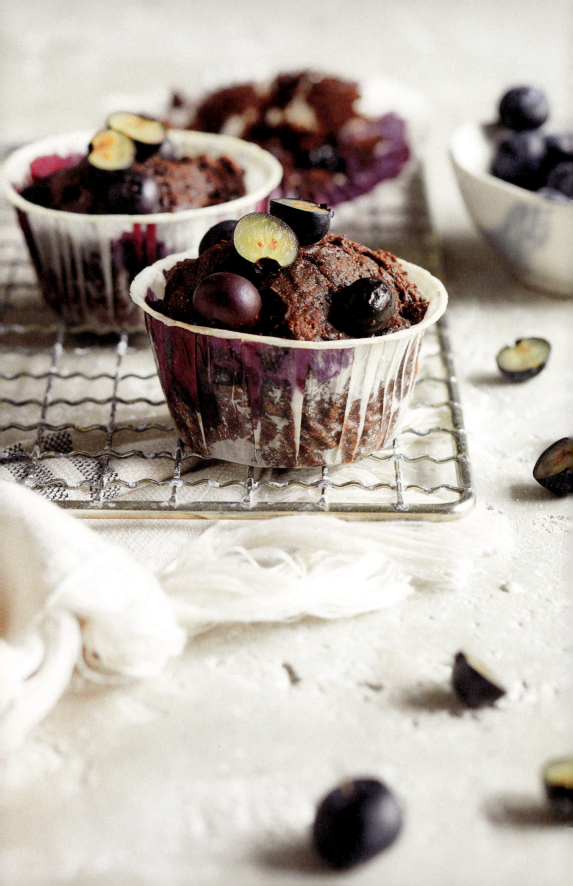

Heidelbeer-Schokoladen-Muffins

Für 12 Stück | Zubereitungszeit: 15 Minuten | Backzeit: 20 Minuten

Nährwerte/Muffin: 21 g Kohlenhydrate, 4 g Eiweiß, 10 g Fett, 4 g Ballaststoffe

125 g Heidelbeeren
100 g Bio-Roh-Schokolade
2 Eier (Größe M)
100 ml geschmolzenes Kokosöl
115 g Rohrzucker
175 g Dinkelvollkornmehl
2 EL Haferkleieflocken
30 g Kakaopulver
1 Vanilleschote
1 Päckchen Backpulver
180 ml Cashewdrink

Den Backofen auf 175 °C Umluft vorheizen und eine Muffinform mit Papierförmchen auslegen.

Die Heidelbeeren verlesen, waschen und auf einem Küchentuch vorsichtig trocknen.

Die Schokolade grob hacken. Eier, Kokosöl und Rohrzucker in eine Schüssel geben und mit den Quirlen des Handrührgeräts in 2 Minuten auf höchster Stufe cremig rühren.

Mehl, die Flocken, Kakaopulver, das ausgekratzte Mark der Vanilleschote und das Backpulver miteinander vermischen. Die Mehlmischung zusammen mit dem Cashewdrink unter die Eiercreme rühren.

Zum Schluss die gehackte Roh-Schokolade und die Heidelbeeren locker unter den Teig heben und diesen in die vorbereiteten Muffinförmchen füllen.

Muffins im heißen Backofen auf mittlerer Einschubhöhe 15–20 Minuten backen. Fertige Muffins aus der Form lösen und auf einem Kuchenrost vollständig auskühlen lassen.

Good to know

Gerade getrocknete Heidelbeeren sind ein altes Hausmittel gegen Durchfall. Denn die in Blättern und Früchten enthaltenen Gerbstoffe haben einen adstringierenden Effekt. Das heißt, dass sie die Schleimhäute zusammenziehen. So binden sich die Gerbstoffe an Eiweiße, die sich an den Schleimhäuten befinden und verändern ihre räumliche Struktur. So können weniger durchfallerregende Bakterien über die Darmschleimhaut eindringen.

Himbeer-Frozen-Joghurt

Für 10 Personen | Zubereitungszeit: 15 Minuten | Kühlzeit: 4 Stunden

Nährwerte/Portion: 10 g Kohlenhydrate, 3 g Eiweiß, 4 g Fett, 2 g Ballaststoffe

250 g Himbeeren
500 g Joghurt (3,5 % Fett)
3 EL Ahornsirup
2 TL Limettensaft
1 EL geschmolzenes Kokosöl
50 g kernige Haferflocken

Die Himbeeren verlesen, waschen und trocknen.

Himbeeren, Joghurt, 2 EL Ahornsirup und den Limettensaft in einen Mixer geben und fein pürieren.

Einen Eis-am-Stiel-Bereiter mit 10 Formen bereitstellen. Die Masse in die Förmchen füllen, dabei 2 cm zum oberen Rand freilassen und zur Seite stellen.

In der Zwischenzeit das Kokosöl in einer Pfanne erhitzen. Die kernigen Haferflocken und den restlichen Ahornsirup hinzugeben und beides in 2 Minuten bei mittlerer Temperatur goldbraun anrösten. Den Haferflocken-Mix auf Backpapier verteilen und kurz auskühlen lassen.

Nun die Eisförmchen mit den knusprigen Haferflocken auffüllen. Einen Holzstiel in die Förmchen stecken und diese mindestens 4 Stunden ins Gefrierfach stellen. Das Eis 15 Minuten vor dem Servieren aus dem Kühlschrank nehmen und kurz antauen lassen.

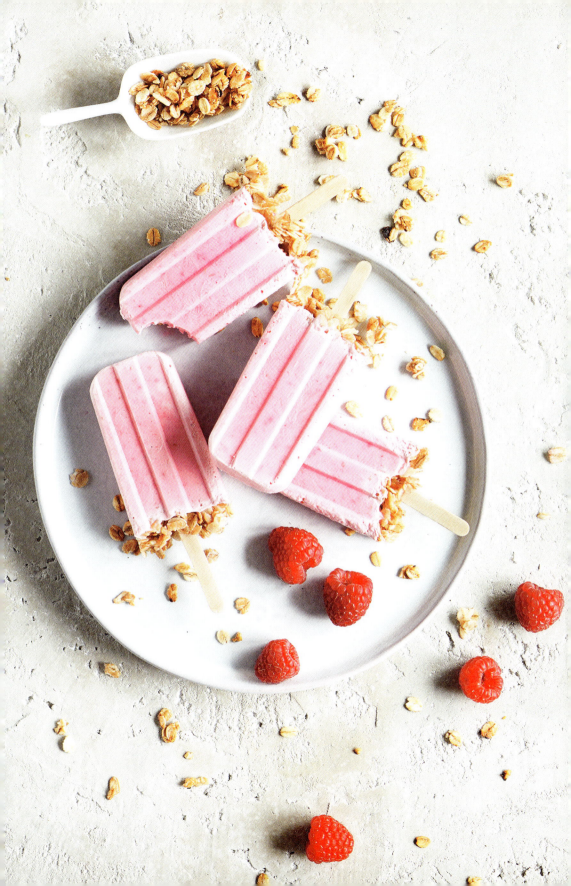

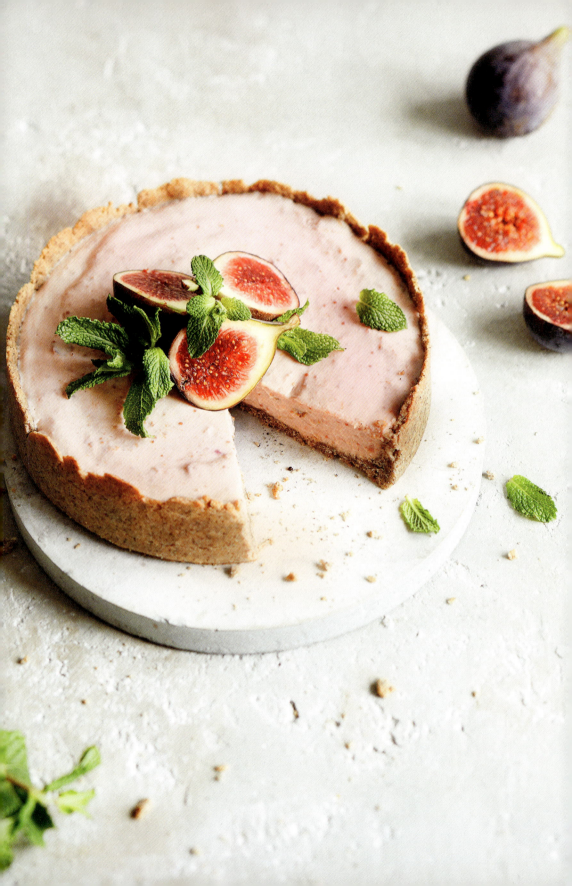

Feigen-Joghurt-Tarte

Für 8 Personen | Zubereitungszeit: 30 Minuten | Backzeit: 20 Minuten | Kühlzeit: 2 Stunden
Nährwerte/Stück: 29 g Kohlenhydrate, 5 g Eiweiß, 9 g Fett, 2 g Ballaststoffe

Für den Teig
50 g Cashewmus
150 g Buchweizenmehl
25 g Kokosfett, geschmolzen
¼ TL feines Meersalz
2 EL Ahornsirup

Für die Creme
7 Feigen (330 g)
100 ml Orangensaft
3 EL Ahornsirup
1 gestrichener TL Agar Agar
200 g griechischer Joghurt

Für die Dekoration
frische Minzblättchen (optional)

Den Backofen auf 200 °C Ober-/Unterhitze vorheizen.

In einer Schüssel Cashewmus, Buchweizenmehl, Kokosfett, Meersalz, Ahornsirup und 2-3 EL kaltes Wasser zu einem krümeligen Teig verarbeiten.

Den Boden einer Springform mit 18 cm Ø mit Backpapier auslegen, den Teig darauf verteilen und festdrücken, dabei einen 3 cm breiten Rand formen. Den Boden im vorgeheizten Backofen in 15-20 Minuten goldbraun backen und danach auf einem Kuchenrost vollständig auskühlen lassen.

Für die Creme 5 Feigen waschen und grob würfeln. Die Hälfte des Orangensafts mit den gewürfelten Feigen und dem Ahornsirup bei mittlerer Temperatur 4-5 Minuten einkochen.

In einem weiteren Topf restlichen Orangensaft und Agar Agar aufkochen und 1 Minute bei mittlerer Temperatur unter ständigem Rühren köcheln lassen.

Die Feigenkonfitüre unter die Agar-Agar-Mischung rühren und mit einem Pürierstab fein pürieren.

Nun den Joghurt unter die pürierten Feigen heben und die Creme auf dem ausgekühlten Buchweizenboden verstreichen. Die Tarte 2 Stunden kalt stellen.

Vor dem Anrichten die restlichen Feigen waschen, halbieren und auf der Tarte dekorativ anrichten. Alternativ die Feigen-Joghurt-Tarte mit ein paar Blättchen frischer Minze dekorieren.

Good to know
Feigen liefern mit ihren vielen kleinen Kernen gesunde Ballaststoffe für unseren Darm. Bei Verstopfung empfiehlt sich, einige getrocknete Früchte über Nacht in Wasser einzulegen und diese am nächsten Morgen mitsamt dem Einweichwasser zu verzehren.

Gegrillte Ananas mit Buchweizen-Sesam-Crunch

Für 4 Personen | Zubereitungszeit: 25 Minuten

Nährwerte/Portion: 30 g Kohlenhydrate, 11 g Eiweiß, 7 g Fett, 2 g Ballaststoffe

Für die Creme
300 g Quark (20 % Fett)
200 ml Buttermilch
1 EL Zitronensaft
3 EL Rohrzucker

Für den Crunch
2 TL Butter
2 TL Rohrzucker
4 EL 5-Korn-Flocken
2 TL Buchweizen
2 TL Sesam

Für die Ananas
1 Ananas
2 TL Rohrzucker

Good to know
Die Ananas enthält den Wirkstoff Vanillin, welcher als natürlicher Stimmungsaufheller wirkt. Vanillin wird eine erotisierende und euphorisierende Wirkung zugeschrieben. Außerdem enthält die leckere Südfrucht auch den Neurotransmitter Serotonin und dessen Vorstufe Tryptophan.

Den Quark zusammen mit Buttermilch, Zitronensaft und Rohrzucker in eine große Schüssel geben und 2 Minuten cremig rühren. Die Quarkspeise anschließend im Kühlschrank kalt stellen.

Für den Crunch die Butter in einer Pfanne schmelzen, den Rohrzucker dazugeben und bei kleiner Temperatur darin auflösen.

Flocken, Buchweizen und Sesam einrühren und in 2-3 Minuten goldbraun anrösten. Die Mischung auf einem Stück Backpapier verteilen und auskühlen lassen.

Für die gegrillte Ananas mit einem großen Sägemesser die Ananas oben und unten von den Strunkenden befreien. Nun die Ananas schälen und in 2 cm dicke Scheiben schneiden. Aus den Scheiben je nach Vorliebe rechteckige oder mundgerechte Stücke schneiden.

Eine Grillpfanne ohne Fett erhitzen und den Rohrzucker darin bei mittlerer Temperatur schmelzen. Die Ananasstücke hinzugeben und 2-3 Minuten anbraten.

Die Quarkcreme auf vier Tellern anrichten, mit der gegrillten Ananas belegen und mit dem Buchweizen-Sesam-Crunch bestreuen.

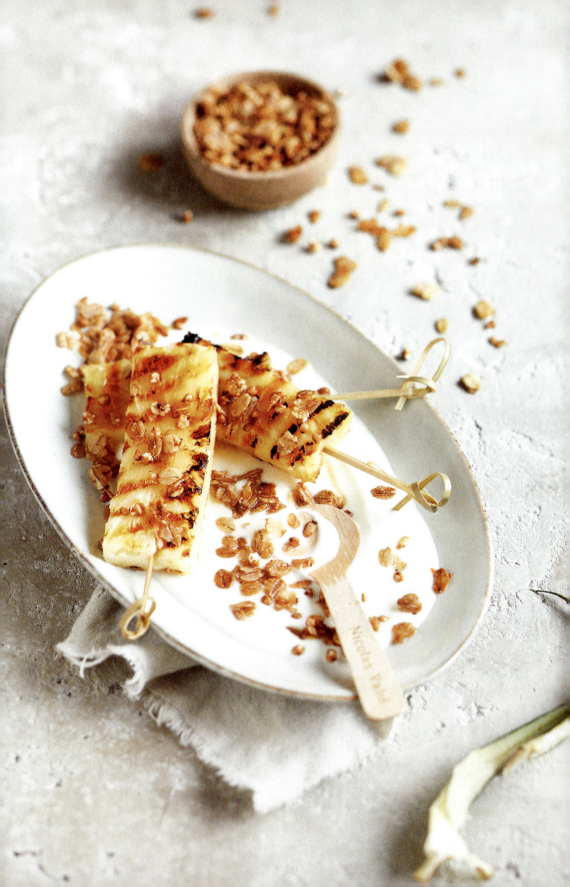

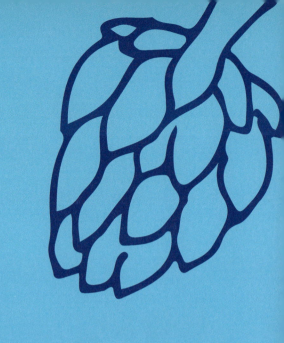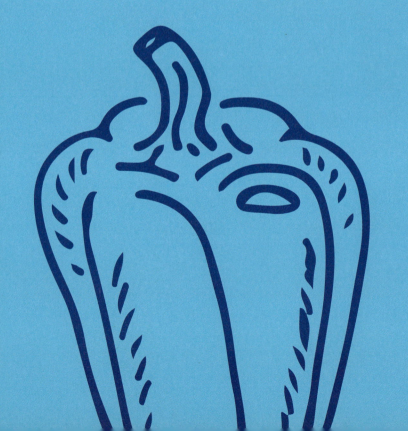

Dips und andere Leckereien

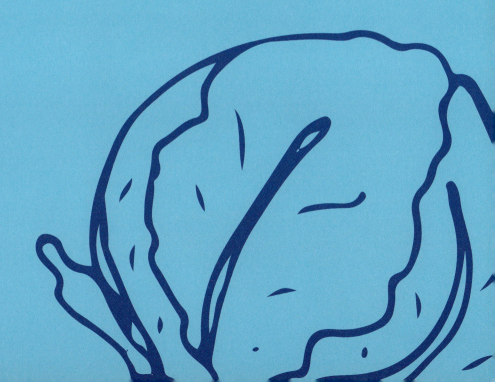

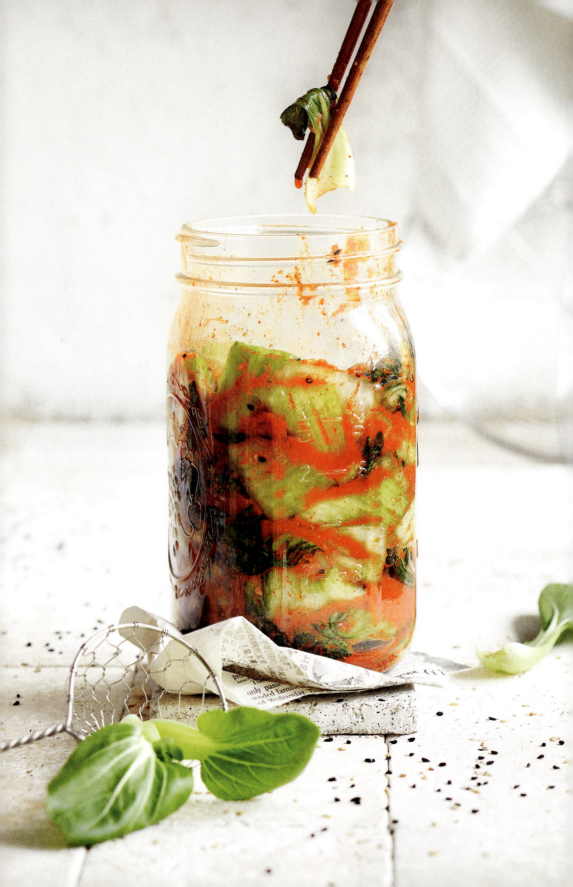

Apfeliger Kimchi

Für 8 Personen | Zubereitungszeit: 130 Minuten | Zeit zum Fermentieren: 2–3 Tage
Nährwerte/Portion: 8 g Kohlenhydrate, 2 g Eiweiß, 0,7 g Fett, 3 g Ballaststoffe

900 g Mini-Pak-Choi
30 g feines Meersalz
25 g frischer Ingwer
2 Knoblauchzehen
25 g Chiliflocken
2 EL Sojasauce
1 EL Rohrohrzucker
1 TL Reismehl
6 Frühlingszwiebeln
1 Apfel (190 g)
1 TL Schwarzkümmel

Den Pak Choi vom Strunk befreien, vierteln, gründlich waschen und abtropfen lassen. Pak Choi in eine flache Auflaufform legen, mit dem Meersalz bestreuen und die Blätter ordentlich damit einreiben. Die Mischung 2 Stunden stehen lassen, dabei öfters wenden.

Für die Würzmarinade den Ingwer schälen, die Knoblauchzehen abziehen und mit den Chiliflocken und der Sojasauce in einem Multizerkleinerer fein pürieren.

100 ml Wasser und den Zucker in einem kleinen Topf zum Kochen bringen. Das Reismehl einrühren und bei mittlerer Temperatur 5–8 Minuten köcheln lassen. Würzmarinade mit dem Mehlgemisch verrühren.

Pak Choi unter fließendem Wasser gründlich abspülen und abtropfen lassen.

Frühlingszwiebeln putzen, waschen und in feine Ringe schneiden. Den Apfel waschen, trocknen, halbieren, entkernen und in feine Scheiben hobeln.

In einer großen Schüssel Pak Choi, Apfel, Zwiebeln und die Würzmarinade gut vermischen.

Die Mischung in ein sterilisiertes Glas (1 l Fassungsvermögen) füllen und dabei am besten mit einem Holzstößel immer fest nach unten drücken. Die dabei austretende Flüssigkeit sollte am Ende das Kimchi gut bedecken. Kimchi bei Zimmertemperatur 2–3 Tage abgedeckt fermentieren lassen. Anschließend verschlossen im Kühlschrank lagern.

Good to know

Das Kimchi hält sich im Kühlschrank mindestens zwei Monate. Wer sein Kimchi besonders kräftig im Geschmack mag, kann die Zeit der Fermentierung auch erhöhen.

Dips und andere Leckereien

Milchsauer eingelegtes Gemüse

Für 10 Personen | Zubereitungszeit: 60 Minuten | Fermentierung: 4–10 Tage
Nährwerte/Portion: 7 g Kohlenhydrate, 2 g Eiweiß, 0 g Fett, 2 g Ballaststoffe

6 Einmachgurken (420 g)
16 Perlzwiebeln (100 g)
2 Ringelbete (400 g)
4 Spitzpaprika (280 g)
1 rote Chilischote
3 EL feines Meersalz
2 Stängel frischer Einlegedill (Dillblüten)
2 TL Senfkörner
6 Wacholderbeeren
4 Zweige frischer Thymian

Die Einmachgurken waschen und in 1 cm dicke Scheiben schneiden. Die Perlzwiebeln abziehen und halbieren. Die Ringelbete waschen, schälen und in feine Scheiben schneiden. Spitzpaprika halbieren, entkernen, waschen und in feine Streifen schneiden. Die Chilischote halbieren und entkernen.

1 l Wasser mit dem Meersalz in einen Topf geben, aufkochen und anschließend abkühlen lassen.

Das Gemüse zusammen mit Einlegedill, Senfkörnern, Wacholderbeeren und Thymian fest in sterilisierte Gläser (à 500 ml Fassungsvermögen) schichten, dabei mindestens 3 cm zum oberen Rand frei lassen.

Das Gemüse mit der Salzlösung aufgießen, bis es vollständig bedeckt ist. Es ist ganz wichtig, dass das Gemüse nicht mit Sauerstoff in Verbindung kommt. Hierfür ein Glasgewicht auf das Gemüse legen, um sicherzugehen, dass keine Bestandteile nach oben schwimmen. Zum Schluss die Gläser lose mit dem Deckel belegen, damit Luft entweichen kann.

Gemüse an einem warmen Ort, beispielsweise in der Küche, 4–10 Tage fermentieren lassen.

Zwischendurch einfach probieren, dabei aber unbedingt auf die Sauberkeit achten. Danach kann das Gemüse direkt gegessen oder fest verschlossen im Kühlschrank gelagert werden. Dort aufbewahrt hält es sich viele Monate.

Good to know
Für eine milchsaure Gärung wird eine 5%ige Salzlösung benötigt, dies entspricht 3 EL feinem Meersalz auf 1 l Wasser.

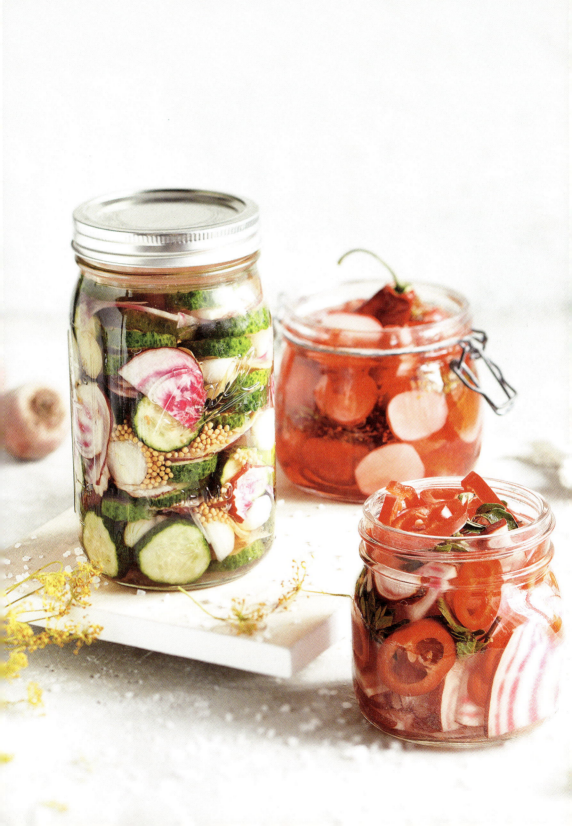

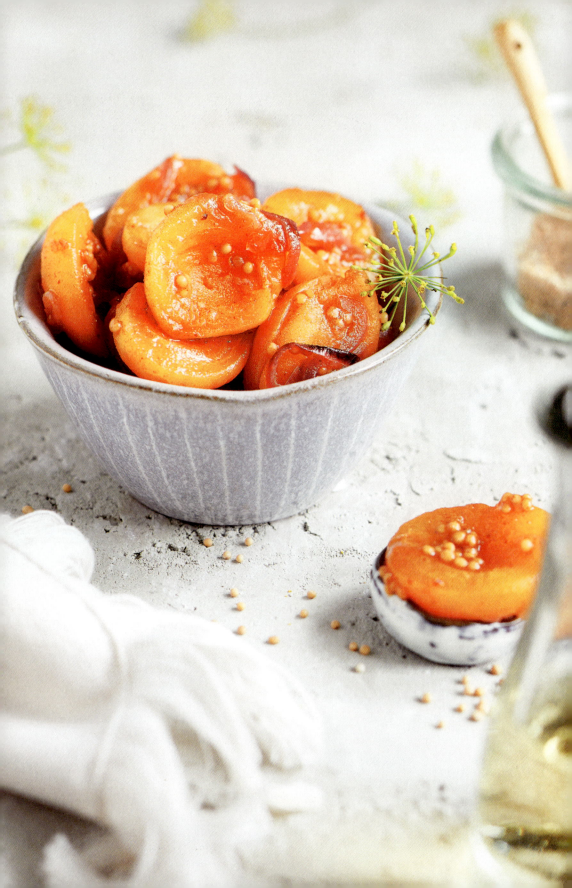

Ingwer-Aprikosen-Chutney

Für 4 Personen | Zubereitungszeit: 25 Minuten

Nährwerte/Portion: 14 g Kohlenhydrate, 1 g Eiweiß, 0,2 g Fett, 3 g Ballaststoffe

350 g Aprikosen
1 kleine rote Zwiebel
10 g Bio-Ingwer
3 EL Weißweinessig
100 ml Mangosaft
1 EL Dattelsüße (erhältlich im Bioladen oder Reformhaus)
1 EL Senfkörner

Die Aprikosen waschen, trocknen, halbieren und entkernen. Die Zwiebel abziehen und in sehr feine Ringe schneiden. Den Ingwer waschen und fein reiben.

Weißweinessig, Mangosaft und die Dattelsüße in einen kleinen Topf geben und erhitzen.

Die halbierten Aprikosen, den Ingwer, die Zwiebelringe und die Senfkörner hinzugeben und bei niedriger Temperatur zugedeckt 10–12 Minuten einköcheln lassen.

Alternativ kann das Chutney nach dem Kochen mit einem Pürierstab grob püriert werden. Chutney kurz auskühlen lassen und in ein sterilisiertes Glas füllen. Im Kühlschrank hält sich das Chutney mehrere Tage.

Tipp
Das Ingwer-Aprikosen-Chutney passt hervorragend zu Fisch- oder Fleischgerichten. Aber auch als Brotbelag schmeckt es ganz wunderbar.

Granatapfel-Wasserkefir-Limonade

Für 2 Liter | Zubereitungszeit: 20 Minuten | Ruhezeit: 2–3 Tage

Nährwertangaben/100 ml: 6 g Kohlenhydrate, 0 g Eiweiß, 0 g Fett, 0 g Ballaststoffe

120 g Vollrohrzucker
½ Bio-Zitrone
60 g Wasserkefir-Kristalle
60 g Granatapfelkerne
1 Zweig frische Minze

Ein großes Vorratsglas mit einem Füllvermögen von mindestens 2,2 l sterilisieren.

600 ml heißes Wasser mit dem Vollrohrzucker vermischen, bis er sich vollständig auflöst. Die Mischung mit 1400 ml kaltem Wasser mixen und anschließend in das sterilisierte Vorratsglas füllen.

Die Bio-Zitrone heiß abwaschen und in Scheiben schneiden. Die Zitrone sorgt dafür, dass sich neben den gewünschten Mikroorganismen keine unerwünschten Keime einnisten können.

Die Wasserkefir-Kristalle zusammen mit den Zitronenscheiben und den Granatapfelkernen mit einem Plastiklöffel in das Glas zum Wasser geben und locker mit einem Deckel abdecken; 2–3 Tage an einem warmen Ort stehen lassen.

Nach der Gärzeit die Limonade mit einem Plastiksieb in ein großes Gefäß abfüllen.

Die Minze waschen, hinzugeben und die Limo kalt stellen. Sie schmeckt besonders gut eisgekühlt.

Für die Weiterverarbeitung die Wasserkefir-Kristalle in klarem, frischem Wasser spülen und entweder zu einer weiteren Limonade aufsetzen oder in einer Mischung von 300 ml heißem Wasser, 700 ml kaltem Wasser und 60 g Vollrohrzucker je 30 g Kristalle aufbewahren.

Good to know

Statt Granatapfel kann auch mit anderen Obstsorten oder Trockenfrüchten experimentiert werden. Bei jedem Ansatz wächst die Anzahl der Kristalle, diese kannst Du wunderbar an Freunde und Familie weitergeben. Die Wasserkefir-Kristalle können über www.fairment.de bestellt werden.

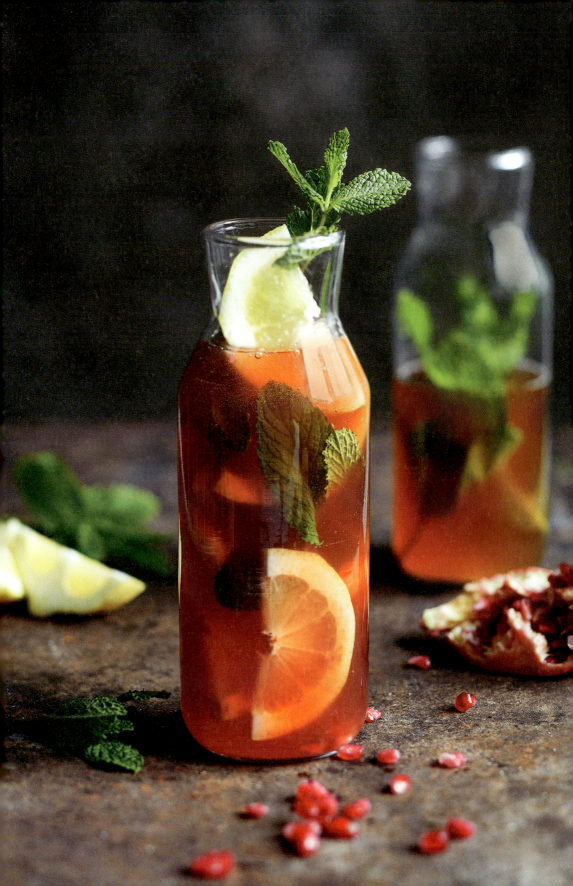

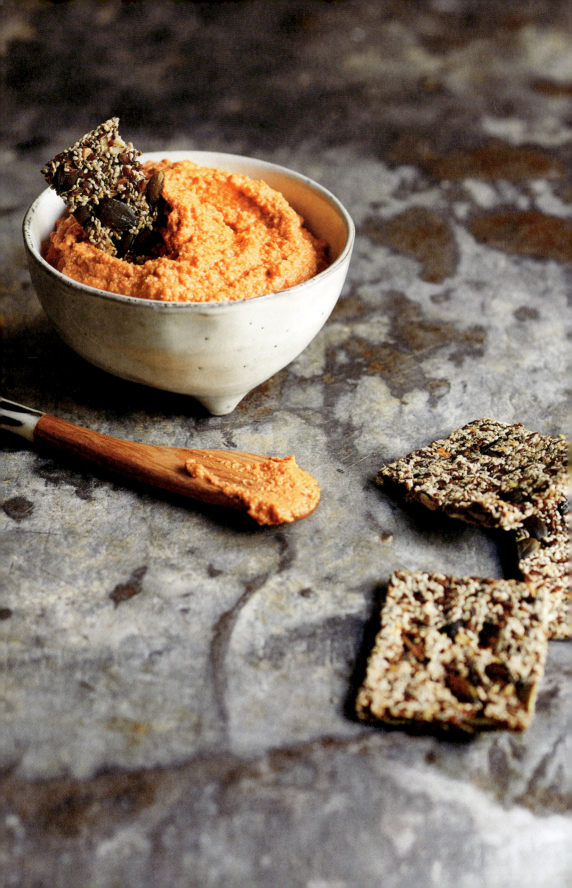

Syrischer Walnuss-Paprika-Hummus

Für 4 Personen | Zubereitungszeit: 10 Minuten

Nährwerte/Portion: 12 g Kohlenhydrate, 6 g Eiweiß, 13 g Fett, 5 g Ballaststoffe

1 rote Paprika (170 g)
2 Knoblauchzehen
75 g Walnusskerne
150 g Kichererbsen aus der Dose, abgetropft
3 EL Olivenöl
2 EL Ajvar (alternativ milde Paprikapaste, 40 g)
½ TL gemahlener Kreuzkümmel (Kumin)
1 TL Zitronensaft
Salz

Die Paprikaschote halbieren, entkernen und waschen. Die Knoblauchzehe abziehen und fein hacken.

Paprika, Knoblauch, Walnüsse, Kichererbsen, Olivenöl und Ajvar in einen Mixer geben und fein pürieren.

Hummus mit Kumin, Zitronensaft und Salz würzen.

Die syrische Paste schmeckt hervorragend als Dip zu Brot und gegrilltem Gemüse.

Good to know

Paprika ist ein toller Vitamin-C-Lieferant. Die rote Paprika hat im Vergleich zu ihren andersfarbigen Brüdern und Schwestern einen besonders hohen Gehalt. Daneben ist sie reich an Kalium, Kalzium und Magnesium. Paprika enthalten Flavonoide, diese besitzen eine antioxidative Wirkung, d. h. sie fangen in unserem Körper freie Radikale ein. So sinkt bei einer erhöhten Aufnahme das Risiko, an einer Herz-Kreislauf-Erkrankung zu leiden.

Dips und andere Leckereien

Zweierlei Cremes von der Karotte

Für 10 Personen | Zubereitungszeit: 20 Minuten | Backzeit: 30 Minuten
Nährwerte/Portion: 5 g/0,5 Kohlenhydrate, 1 g/1 g Eiweiß, 4 g/10 g Fett, 3 g/1 g Ballaststoffe

Für den gerösteten Karotten-Dip

- 500 g Karotten
- 1 kleine rote Zwiebel
- 1 EL Olivenöl
- ½ TL gemahlene Kurkuma
- 1 TL Currypulver
- ½ TL Paprikapulver
- 3 Scheiben Vollkornzwieback (ungesüßt)
- 2 EL Mandelöl
- Salz, weißer Pfeffer

Für den Karottengrün-Dip

- 140 g Karottengrün
- 2 Knoblauchzehen
- 25 g Sojakerne, geröstet
- 100 ml Olivenöl

Den Backofen auf 200 °C Ober-/Unterhitze vorheizen und ein Backblech mit Backpapier auslegen.

Für den gerösteten Karotten-Dip die Karotten vom Grün befreien, waschen, trocknen, schälen, vierteln und auf dem Backblech verteilen. Die rote Zwiebel abziehen, in feine Ringe schneiden und ebenfalls auf dem Blech verteilen.

Das Olivenöl in einer kleinen Schüssel mit Kurkuma, Currypulver und Paprikapulver mischen und mit dem Gemüse vermengen. Dabei darauf achten, dass das gesamte Gemüse ummantelt ist. Das Karottengemüse im vorgeheizten Backofen auf mittlerer Einschubschiene 25-30 Minuten rösten.

Inzwischen für den Karottengrün-Dip das Karottengrün waschen und trocken schleudern. Den Knoblauch abziehen, zusammen mit den Sojakernen, dem Olivenöl und dem Karottengrün in einen hohen Mixbecher geben und fein pürieren.

Anschließend das geröstete Gemüse mit Vollkornzwieback und Mandelöl in eine Schüssel geben und mit einem Pürierstab fein pürieren. Den Dip mit Salz und frisch gemahlenem weißem Pfeffer abschmecken.

Die Dips schmecken hervorragend auf frischem Brot, zu Pasta oder in einer Suppe und lassen sich auch wunderbar miteinander kombinieren.

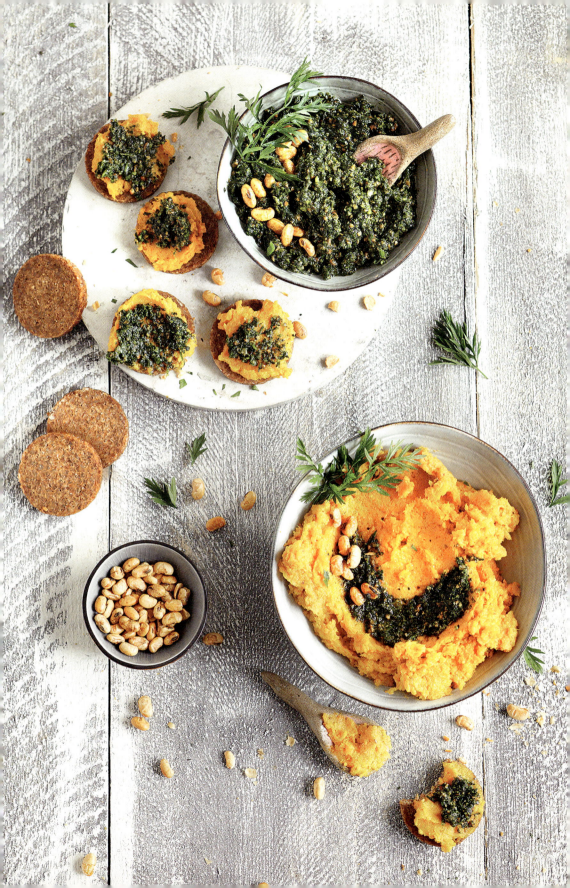

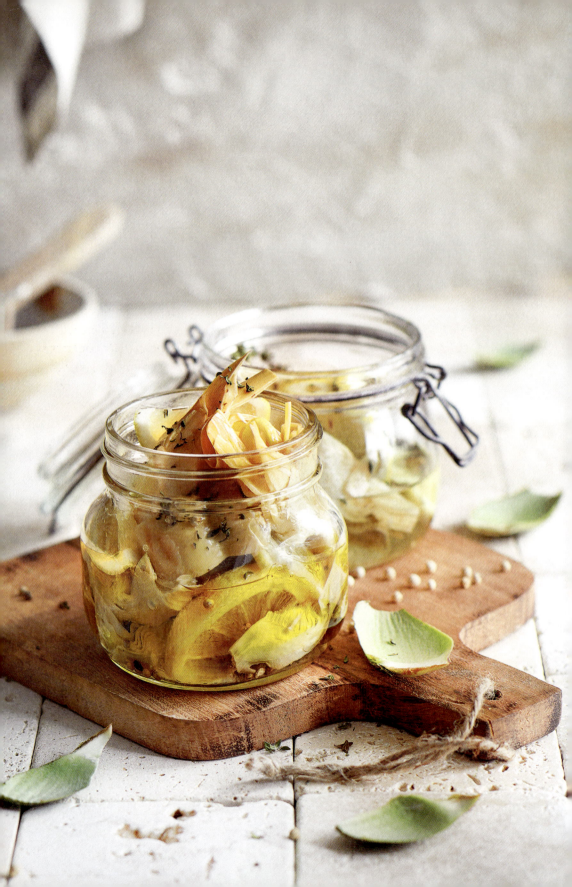

Eingelegte Artischocken

Für 2 Einmachgläser | Zubereitungszeit: 45 Minuten | Marinieren: über Nacht
Nährwertangaben/100 g abgetropft: 4 g Kohlenhydrate, 2 g Eiweiß, 5 g Fett, 10 g Ballaststoffe

6 große Artischocken
4 Bio-Zitronen
Salz
2 Knoblauchzehen
1 TL weiße Pfefferkörner
1 EL getrockneter Thymian
4 EL Weißweinessig
2 EL Honig
250 ml Olivenöl

Die Artischocken kalt abspülen und auf Küchenpapier trocknen. Die kleinen Blätter rund um den Stiel abzupfen und den Stiel etwas kürzen. Das obere Drittel der Artischocken mit einem Sägemesser abschneiden und den Stiel mit einem Sparschäler schälen. 1 Zitrone halbieren und die Artischocken mit Zitronensaft einreiben. Äußeren Artischockenblätter so lange entfernen, bis das gelbe Innere sichtbar wird. Nun den unteren Teil des Artischockenherzes mit einem scharfen Messer abschneiden. Das Stroh mit einem Löffel herauskratzen. Artischocke immer wieder mit Zitronensaft einreiben. Artischocken in eine Schüssel mit Wasser und dem Saft von 1 Zitrone legen, bis alle vorbereitet sind.

In der Zwischenzeit einen großen Topf mit Salzwasser und dem Saft 1 weiteren Zitrone zum Kochen bringen. Artischocken darin 15–20 Minuten bei mittlerer Temperatur köcheln lassen. Dann auf einem Küchentuch abtropfen lassen und in mundgerechte Stücke schneiden.

Die restlichen Zitronen heiß waschen und in dünne Scheiben schneiden. Knoblauch abziehen und fein hacken. In einer Schüssel Knoblauch, Pfeffer, Thymian, Essig, Honig und Olivenöl vermischen.

Artischocken auf zwei Einmachgläser à 400–500 ml Fassungsvermögen verteilen und mit der Flüssigkeit aufgießen. Artischocken im Kühlschrank über Nacht marinieren lassen; mit Salz abschmecken.

Dips und andere Leckereien

Kombucha

Für 1 Liter | Zubereitungszeit: 60 Minuten | Fermentierung: 10–14 Tage
Nährwertangaben/100 ml: 5,3 g Kohlenhydrate, 0,1 g Eiweiß, 0 g Fett, 0 g Ballaststoffe

2 TL oder 4 Teebeutel schwarzer Tee
60 g Rohrzucker
1 Kombucha-Teepilz mit Ansatzflüssigkeit

Außerdem
1 Gärgefäß à 1,5 l Fassungsvermögen
1 luftdurchlässiges Baumwolltuch
1 Gummiring zum Abdichten

In einen großen Topf etwa 2,5 l Wasser füllen und dieses zum Kochen bringen. Das Gärgefäß etwa 10 Minuten in das kochend heiße Wasser legen, dabei wird das Glas sterilisiert. Anschließend herausheben und auf einem Küchentuch abtropfen lassen.

1 l Wasser zum Kochen bringen. Den Tee entweder in einem Tee-Ei oder als Teebeutel ins heiße Wasser hängen und mindestens 10-12 Minuten ziehen lassen.

Dann den Rohrzucker im Tee vollständig auflösen.

Die Mischung in das Gärgefäß füllen und auf Zimmertemperatur (20–25 °C) herunterkühlen. Dieser Punkt ist besonders wichtig, da der Pilz ein Lebewesen ist und ansonsten stirbt.

Den Teepilz zusammen mit der Ansatzflüssigkeit in den Teeansatz geben und mit dem Baumwolltuch abdecken. Das Tuch mit dem Gummiring befestigen.

Das Gärgefäß an einen warmen, ruhigen Ort (21 °C) ohne direkten Lichteinfall stellen und den Teepilz dann 10-14 Tage in Ruhe arbeiten lassen.

Anschließend das Tuch entfernen, das fertige Getränk in ein luftdicht verschließbares Glas umfüllen und im Kühlschrank kalt stellen.

Für den nächsten Ansatz mindestens 15 % des fertigen Getränkes zusammen mit dem Teepilz in einem passenden Gefäß aufbewahren.

Good to know
Wie viel Kombucha-Tee sollte man pro Tag trinken? Pro Tag empfiehlt die Literatur 3-mal täglich 0,1 l Kombucha zu trinken. Grundsätzlich kann man aber so viel trinken, wie man möchte und wie gut es einem tut. Gewöhnen Sie sich langsam an den sauer-bitteren Geschmack.

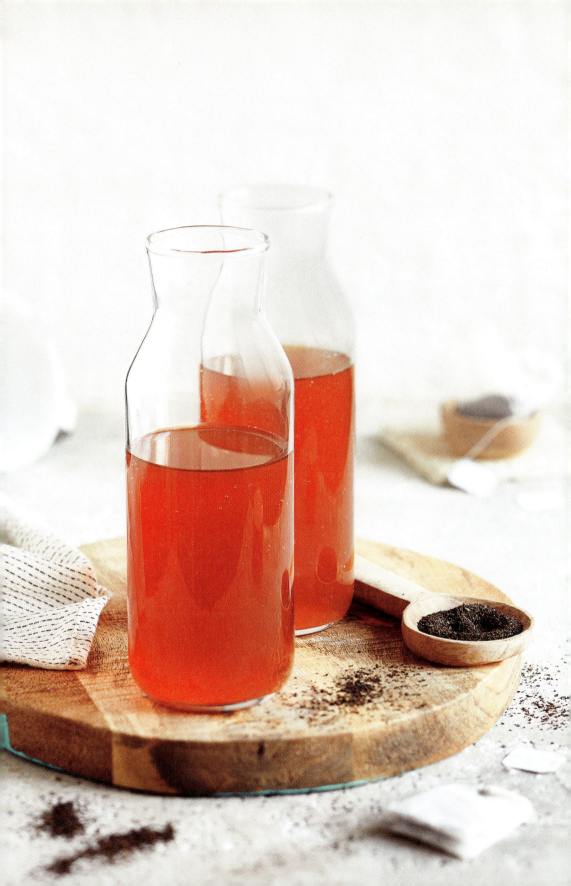

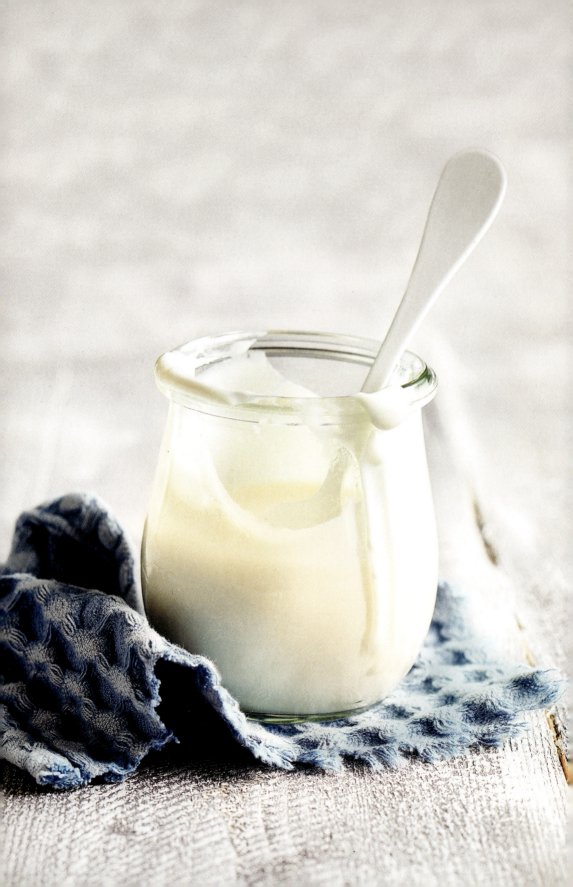

Homemade Kokos-Joghurt

Für 4 Personen | Zubereitungszeit: 30 Minuten | Fermentierung: 10 Stunden

Nährwerte: 6 g Kohlenhydrate, 2 g Eiweiß, 17 g Fett, 0 g Ballaststoffe

600 ml Kokosmilch
  (ohne Zusätze)
400 ml Sojadrink
  (ohne Zusätze)
1 EL Rohrzucker
2 TL Agar Agar
1 Beutel Joghurt mild Ferment
  (Acidophilus/Bifidobakterien)

Joghurtbereiter

Gläser mit Deckel (ca. 1 l Fassungsvermögen) bereitstellen. Nun einen großen Topf mit Wasser zum Kochen bringen. Die Gläser etwa 10 Minuten in das kochend heiße Wasser legen, dabei werden die Gläser sterilisiert. Anschließend die Gläser aus dem Topf heben und auf einem Küchentuch abtropfen lassen.

Kokosmilch, Sojadrink, Rohrzucker und Agar Agar in einen Topf füllen und bis nahe an den Siedepunkt erhitzen, anschließend auf 38 °C abkühlen lassen.

Die Joghurtkulturen einrühren und alles gut durchmischen. Die Kokosmischung in die vorbereiteten Gläser gießen und in einem Joghurtbereiter 10-12 Stunden reifen lassen.

Den Joghurt in den Gläsern einmal gut durchrühren und für etwa eine Stunde in den Kühlschrank stellen. Hierdurch wird die Fermentation gestoppt und der Joghurt wird fester.

Im Kühlschrank hält sich der Joghurt bis zu einer Woche. Für einen neuen Ansatz einfach 4 EL des Joghurt aufbewahren und anstelle des Ferments verwenden.

Dips und andere Leckereien

Register

Allergie 12, 20, 21, 26
Amarant
    Knusper-Mandel-Amarant-Müsli 62
    Kokos-Feigen-Joghurt mit gerösteten Nüssen 61
    Lachs mit Amarantkruste auf
        Spargel-Tomaten-Gremolata 133
Aminosäuren 28, 29, 40, 61, 62, 134
Ananas mit Buchweizen-Sesam-Crunch, gegrillte 164
Antibiotika 10, 11, 13, 15-17, 33
Apfel
    Apfeliger Kimchi 169
    Apfel-Kiwi-Shake 69
    Graupen-Apfel-Salat mit Rucola 92
    Heidelbeer-Apfel-Porridge 73
    Karotten-Rote-Bete-Saft 78
Aprikosen
    Aprikosen-Chutney-Sandwich mit
        Walnuss-Senf 106
    Ingwer-Aprikosen-Chutney 173
Artischocken 36
    Artischocken, eingelegte 181
    Buchweizensalat mit Limettenhähnchen 87
Auberginen-Zucchini-Shakshuka 126
Avocado
    Avocado-Thunfisch-Kebab 121
    Avocado-Sprossen-Bagel 74

Ballaststoffe 13, 14, 24, 25, 32-34, 39, 47, 48,
    52, 55, 87, 163
Basilikum-Pflaumen-Pudding 155
Bauchhirn 18
Beeren
    Brombeer-Skyr-Törtchen 151
    Cherry-Berry-Overnight-Oats 70
    Heidelbeer-Apfel-Porridge 73
    Heidelbeer-Schokoladen-Muffins 159
    Himbeer-Frozen-Joghurt 160
    Vollkorn-Dinkel-Pancakes mit Waldbeeren 65
    Vollkorn-Kokos-Grießbrei mit
        Rhabarber-Erdbeer-Püree 66
Blähungen 30, 32, 33, 36, 52, 58, 148
Blut-Hirn-Schranke 22, 23, 28, 30
Brombeer-Skyr-Törtchen 151
Brunnenkresse-Topinambur-Salat 83
Buchweizensalat mit Limettenhähnchen 87
B-Vitamin 27, 29, 43, 52

Cashewdrink
    Heidelbeer-Apfel-Porridge 73
    Heidelbeer-Schokoladen-Muffins 159
    Vollkorn-Dinkel-Pancakes mit Waldbeeren 65

Cashewmus
    Falafel-Buddha-Bowl 96
    Feigen-Joghurt-Tarte 163
    Hirse-Johannisbeer-Crumble 58
    Schokoladen-Haselnuss-Kekse 156
    Vollkorn-Dinkel-Pancakes mit Waldbeeren 65
Cherry-Berry-Overnight-Oats 70

Darmbakterien 12, 15, 24, 25, 27-31, 35, 36, 39, 47,
    48, 52, 55, 69
Darm-Hirn-Achse 18, 19
Darmlumen 18, 20
Darmmikrobiom 10-13, 15, 16-21, 24, 26-28, 30, 32,
    33, 35, 43, 78
Darmmilieu 24
Diabetes 12, 13, 24, 26, 30, 32, 34
Dickdarm 12, 16, 24, 25, 34, 69
Dinkelvollkorn-Kürbiskern-Bagels 140
Dünndarm 25
Durchfall 15, 28, 30, 58, 159

Eiweiß 25, 34
Entzündung 20-22, 28
Enzyme 14, 24, 25, 43, 52
Erbsen
    Erbsenstampf mit gebratenen
        Kräuterseitlingen 114
    Grüngemüse-Kokos-Curry mit Heilbutt 113
    Vollkorn-Linguine mit Löwenzahnpesto 118
Ernährungsweise 10, 13, 27, 30, 84

Falafel-Buddha-Bowl 96
Fast Food 13, 27
Feigen
    Feigen-Joghurt-Tarte 163
    Kokos-Feigen-Joghurt mit gerösteten Nüssen 61
Fenchel und Rosenkohl mit Tahin-Dressing,
    gerösteter 134
Fenchel-Spinat-Salat mit Knoblauch-Garnelen,
    asiatischer 95
Fertigprodukte 13, 28
Fett 13, 14, 20, 24, 25, 34, 35
Fettsäuren 23-25, 27-29, 31, 34, 35, 39, 43, 44, 65,
    74, 140, 147, 155
Fisch und Meeresfrüchte
    Avocado-Thunfisch-Kebab 121
    Asiatischer Fenchel-Spinat-Salat mit
        Knoblauch-Garnelen 95
    Grüngemüse-Kokos-Curry mit Heilbutt 113
    Lachs mit Amarantkruste auf Spargel-Tomaten-
        Gremolata 133

Fleisch
    Buchweizensalat mit Limettenhähnchen 87
    Putenstreifen mit Pastinakenpüree und
        Mangoldgemüse 109
    Steckrüben-Dinkel-Eintopf 99
Fructose 24, 32

Glucose 23, 29
Granatapfel-Wasserkefir-Limonade 174
Graupen-Apfel-Salat mit Rucola 92
Grüngemüse-Kokos-Curry mit Heilbutt 113
Grünkohl-Gurken-Kartoffel-Salat 84
Gurke
    Grüne Kamut-Wraps mit Frankfurter Grüner
        Sauce 122
    Grünkohl-Gurken-Kartoffel-Salat 84
    Rote-Bete-Gurken-Sushi 110

Haferflocken
    Cherry-Berry-Overnight-Oats 70
    Falafel-Buddha-Bowl 96
    Goldener Kurkuma-Smoothie 77
    Heidelbeer-Apfel-Porridge 73
    Himbeer-Frozen-Joghurt 160
    Kardamom-Birnen-Muffins 152
    Sauerteigbrot mit Sonnenblumenkernen 139
    Schokoladen-Haselnuss-Kekse 156
Heidelbeer-Apfel-Porridge 73
Heidelbeer-Schokoladen-Muffins 159
Himbeer-Frozen-Joghurt 160
Hirse
    Gefüllter Hokkaido-Kürbis 130
    Hirse-Johannisbeer-Crumble 58
Hokkaido-Kürbis, gefüllter 130
Homemade Kokos-Joghurt 185
Hormone 18, 19, 24, 140
Hülsenfrüchte 24, 32, 34, 129

Immunsystem 11, 19, 20-22, 26, 33, 39, 40, 106
Ingwer-Aprikosen-Chutney 173
Inulin 24, 32, 36, 47, 55
Insulin 26, 29, 32

Johannisbeeren
    Cherry-Berry-Overnight-Oats 70
    Hirse-Johannisbeer-Crumble 58
Joghurt
    Feigen-Joghurt-Tarte 163
    Himbeer-Frozen-Joghurt 160
    Homemade Kokos-Joghurt 185
    Kardamom-Birnen-Muffins 152

    Kokos-Feigen-Joghurt mit gerösteten Nüssen 61
    Vollkorn-Naanfladen 144

Kamut-Wraps mit Frankfurter Grüner Sauce,
    grüne 122
Kapuzinerkresse 40
    Erbsenstampf mit gebratenen
        Kräuterseitlingen 114
Kardamom-Birnen-Muffins 152
Karotten-Rote-Bete-Saft 78
Karotten
    Falafel-Buddha-Bowl 96
    Karotten-Rote-Bete-Saft 78
    Steckrüben-Dinkel-Eintopf 99
    Zweierlei Cremes von der Karotte 178
Kefir
    Apfel-Kiwi-Shake 69
    Grünkohl-Gurken-Kartoffel-Salat 84
    Rote-Bete-Salat mit Sprossen 88
    Granatapfel-Wasserkefir-Limonade 174
Kichererbsen
    Avocado-Sprossen-Bagel 74
    Falafel-Buddha-Bowl 96
    Syrischer Walnuss-Paprika-Hummus 177
Kimchi, apfeliger 169
Knusper-Mandel-Amarant-Müsli 62
Kohlenhydrate 24, 25, 29, 34, 44, 48
Kokos-Feigen-Joghurt mit gerösteten Nüssen 61
Kokos
    Grüngemüse-Kokos-Curry mit Heilbutt 113
    Hirse-Johannisbeer-Crumble 58
    Homemade Kokos-Joghurt 185
    Kokos-Feigen-Joghurt mit gerösteten Nüssen 61
    Vollkorn-Kokos-Grießbrei mit Rhabarber-
        Erdbeer-Püree 66
Kombucha 43, 182
Kurkuma-Smoothie, goldener 77

Lachs mit Amarantkruste auf Spargel-Tomaten-
    Gremolata 133
Leaky gut 20-22, 30
Lebensmittelunverträglichkeit 12, 29
Leinsamen 44
    Cherry-Berry-Overnight-Oats 70
    Falafel-Buddha-Bowl 96
    Kokos-Feigen-Joghurt mit gerösteten Nüssen 61
    Leinsamen-Kürbiskern-Knäckebrot 147
    Zucchini-Quiche 129
Löwenzahn 47
    Vollkorn-Linguine mit Löwenzahnpesto 118

Magen-Darm-Beschwerden 30, 33, 77, 95
Magen-Darm-Trakt 10, 31, 44
Mikrobiom 10-23, 26-28, 30
Milchsäurebakterien 12, 32, 36, 43, 52, 69, 78
Milchsauer eingelegtes Gemüse 170
Mineralstoffe 33, 35, 43, 47, 51, 55
Miso-Tofu-Suppe 100

Nüsse
    Aprikosen-Chutney-Sandwich mit
        Walnuss-Senf 106
    Cherry-Berry-Overnight-Oats 70
    Heidelbeer-Apfel-Porridge 73
    Knusper-Mandel-Amarant-Müsli 62
    Kokos-Feigen-Joghurt mit gerösteten Nüssen 61
    Rote-Bete-Salat mit Sprossen 88
    Schokoladen-Haselnuss-Kekse 156
    Syrischer Walnuss-Paprika-Hummus 177

Pak-Choi
    Apfeliger Kimchi 169
    Miso-Tofu-Suppe 100
Pastinake 48
    Putenstreifen mit Pastinakenpüree und
        Mangoldgemüse 109
Pilze
    Erbsenstampf mit gebratenen
        Kräuterseitlingen 114
    Gefüllter Spaghettikürbis mit Blattspinat
        und Pfifferlingen 125
    Miso-Tofu-Suppe 100
Präbiotika 12, 14, 16, 32, 33
Probiotika 16, 17, 30, 32, 33
Putenstreifen mit Pastinakenpüree und
    Mangoldgemüse 109

Reis
    Falafel-Buddha-Bowl 96
    Grüngemüse-Kokos-Curry mit Heilbutt 113
Reizdarmsyndrom 13, 20
Rote Bete 51
    Karotten-Rote-Bete-Saft 78
    Rote-Bete-Gurken-Sushi 110
    Rote-Bete-Salat mit Sprossen 88

Sauerkraut 52
Sauerteigbrot mit Sonnenblumenkernen 139
Schokoladen-Haselnuss-Kekse 156
Schwarzwurzel-Birnen-Suppe mit Feuerbohnen 103
Spaghettikürbis mit Blattspinat und Pfifferlingen,
    gefüllter 125
Spargel
    Grüne Kamut-Wraps mit Frankfurter Grüner
        Sauce 122
    Lachs mit Amarantkruste auf Spargel-Tomaten-
        Gremolata 133
Superfood 39, 52, 77, 84
Steckrüben-Dinkel-Eintopf 99
Stress 10, 13, 21, 33
Symptome 30, 31
Synbiotika 16, 32

Topinambur 55
    Brunnenkresse-Topinambur-Salat 83
Trinken 32, 35, 44, 182

Verdauung 10, 18, 24, 25, 31-33, 44, 47, 51, 52, 95,
    114, 147
Vitamin-B 27, 29, 43, 52
Vitamine 24, 29, 33-35, 43, 47, 52, 55
Vollkornbrötchen mit Schwarzkümmel
    und Sesam 143
Vollkorn-Dinkel-Pancakes mit Waldbeeren 65
Vollkorn-Kokos-Grießbrei mit Rhabarber-Erdbeer-
    Püree 66
Vollkorn-Linguine mit Löwenzahnpesto 118
Vollkorn-Naanfladen 144

Walnuss-Paprika-Hummus, syrischer 177
Wildkräutersalat mit Polenta-Fritten 91
Wirsingpäckchen, gefüllte 117

Ziegenkäse-Nektarinen-Galette 148
Zucchini
    Auberginen-Zucchini-Shakshuka 126
    Falafel-Buddha-Bowl 96
    Zucchini-Quiche 129
Zweierlei Cremes von der Karotte 178
Zytokine 18-23

Quellenangaben

- Universum Innere Medizin 08/15
FOCUS: GASTROENTEROLOGIE & HEPATOLOGIE
Darm-Hirn- und Hirn-Darm-Achse
Eine bidirektionale Kommunikation
UNIV.-PROF. DR. PETER HOLZER Leiter,
Forschungseinheit für Translationale Neurogastroenterologie, Institut für Experimentelle und Klinische Pharmakologie, Medizinische Universität Graz

- Das Gehirn unter dem Einfluss des Darmmikrobioms
UNIV.-PROF. DR. PETER HOLZER Leiter, Forschungseinheit für Translationale Neurogastroenterologie, Institut für Experimentelle und Klinische Pharmakologie, Medizinische Universität Graz

- Nutrition News
Forum für klinische Ernährung,
Infusionstherapie und Diätetik
Die Mikrobiom-Darm-Hirn-Achse
Jahrgang 12, Ausgabe 3/15

- Deutsche Gesellschaft für Ernährung
e.V. – Ernährungsempfehlungen
www.dge.de

- Public Health Nutrition: 15(3),
424-432 doi:10.1017/S1368980011001856
Fast-food and commercial baked goods consumption and the risk of depression

- Pharmacology & Therapeutics 158 (2016) 52-62
Associate Editor: C.N. Pope
Gut microbiome in health and disease: Linking the microbiome-gut-brain axis and environmental factors in the pathogenesis of systemic and neurodegenerative diseases

- jem – Journal für Ernährungsmedizin
2013; 15 (3), 18-20
Kueffel N., Ziolkowski J., Haslberger A
Bericht & Report: Microbiota and diseases of the nervous system

- Minireview: Gut Microbiota:
The Neglected Endocrine Organ
Gerard Clarke, Roman M. Stilling, Paul J. Kennedy, Catherine Stanton, John F. Cryan, and Timothy G. Dinan

- Alimentary Pharmabiotic Centre
(G.C., R.M.S., P.J.K., C.S.,
J.F.C., T.G.D.) and Departments of Psychiatry (G.C., C.S., T.G.D.) and Anatomy and Neuroscience (J.F.C.), University College Cork, Cork, Ireland; and Teagasc (C.S.), Moorepark, Fermoy, Cork, Ireland

- Der gute Darm – Was er wirklich braucht, um uns gesund zu erhalten
Dr. Justin Sonnenburg
Dr. Erica Sonnenburg
Südwest Verlag

- Darmbakterien als Schlüssel zur Gesundheit –
Neueste Erkenntnisse aus der Mikrobiom-Forschung
Dr. Anne Katharina Zschocke
KNAUR MENSSANA

- Darm an Hirn – Der geheime Dialog unserer beiden Nervensysteme und sein Einfluss auf unser Leben
Paul Enck/Thomas Frieling/Michael Schemann
HERDER Verlag

- Das zweite Gehirn – Wie der Darm unsere Stimmung, unsere Entscheidungen und unser Wohlbefinden beeinflusst
Emeran Mayer
Riva Verlag

- ÄrzteZeitung 26.04.2012
Artischocken gegen Darmkeime

- probiotika aktuell
Der Wissensblog zum humanen Mikrobiom
Morbus Parkinson und Darmflora, 19.09.2016

- Die große GU Nährwert-Kalorien-Tabelle
Prof. Dr. I. Elmadfa/Ernährungsberaterin (DGE)
W. Aign/Prof. Dr. E. Muskat/Dipl.oec.troph.
D. Fritzsche
(Ausgabe 2016/17)

- PLOS/BIOLOGY ESSAY Revised Estimates for the Number of Human and Bacteria Cells in the Body;
DOI: 10.1371/journal.pbio.1002533; August 19, 2016

Dank

In den letzten Wochen und Monaten ist bei mir eine wahre Leidenschaft für das Thema »Darm« entbrannt. Meine Familie und selbst Freunde mussten sich einiges über mein neues Lieblingsthema anhören und waren manchmal vielleicht ein bisschen peinlich berührt. Schließlich ist das kein Thema, mit dem man eben lässig einen Smalltalk startet. Lactobacillus und Co. sind mir während der Recherchen zu diesem Buch zu den liebsten Weggefährten geworden und das im wahrsten Sinne des Wortes.

Ein ganz großes Dankeschön möchte ich Herrn Professor Peter Holzer aussprechen, der mir als wissenschaftlicher Berater für dieses Projekt tatkräftig zur Seite gestanden hat. Geduldig hat er mir die Zusammenhänge zwischen Blut-Hirn-Schranke und Zytokinen erklärt und mir die Bedeutung eines gesunden Darmmikrobioms näher gebracht. Seitdem betrachte ich die Mikroben-WG in meinem Darm mit ganz anderen Augen. Ohne ihn wäre dieses Buch einfach nicht möglich gewesen.

Weiterhin möchte ich dem Christian Verlag danken, dass ich die Chance bekam, ein so wunderbares und wichtiges Buch zu schreiben.

Der letzte, aber nicht weniger wichtige Dank geht an meinen Freund Markus, der mir während der Recherchen, des Schreibens und der Fotografien zu diesem Buch den Rücken freigehalten hat.

In diesem Sinne, achtet auf Euren Körper und die vielen, kleinen Mitbewohner!

Eure
Sabrina Sue Daniels

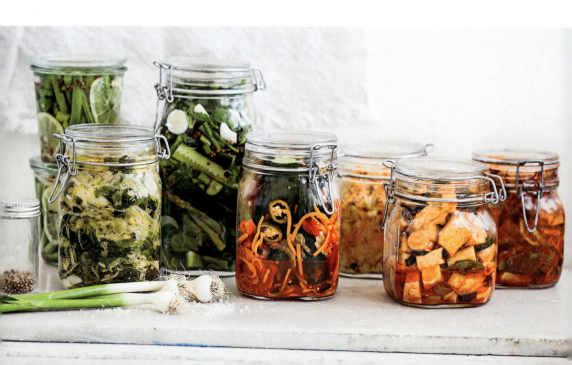

Impressum

Produktmanagement: Raffaela Niermann
Textredaktion: Cora Wetzstein
Korrektorat: Susanne Langer
Layout und Satz: Silke Schüler
Umschlaggestaltung: h3a GmbH, München unter Verwendung einer Illustration von Daniela Barreto (Shutterstock)
Repro: Repro Ludwig, Zell am See
Herstellung: Barbara Uhlig
Texte und Fotografie: Sabrina Sue Daniels, außer Shutterstock: casanisa 4/5; Christos Georghiou 7; Daniela Barreto 8/9; Alena Ohneva 11; marilyn barbone 14; Magrig 17; T. L. Furrer 19; Designua 21, 23; Syda Productions 27; PicItUp 29; adriaticfoto 31; i_sedano 56/57, 80/81, 104/105, 166/167; AllNikArt 136 oben, Illustrationen Klappe vorne/hinten innen; movaliz 136 unten; tiptoedance 137; Klappe hinten außen privat

Sind Sie mit diesem Titel zufrieden? Dann würden wir uns über Ihre Weiterempfehlung freuen.
Erzählen Sie es im Freundeskreis, berichten Sie Ihrem Buchhändler oder bewerten Sie bei Onlinekauf. Und wenn Sie Kritik, Korrekturen, Aktualisierungen haben, freuen wir uns über Ihre Nachricht an Christian Verlag, Postfach 40 02 09, D-80702 München oder per E-Mail an lektorat@verlagshaus.de

Printed in Slovenia by Florjancic

Unser komplettes Programm finden Sie unter

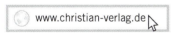

Die Deutsche Nationalbibliothek verzeichnet diese Publikation in der Deutschen Nationalbibliografie; detaillierte bibliografische Daten sind im Internet über http://dnb.d-nb.de abrufbar.

© 2018 Christian Verlag GmbH, München

ISBN 978-3-95961-186-2
Alle Rechte vorbehalten

Alle Angaben und Ratschläge dieses Werkes wurden von der Autorin sorgfältig recherchiert und auf den neuesten Stand gebracht sowie vom Verlag geprüft. Lassen Sie sich in allen Zweifelsfällen zuvor durch einen Arzt oder Therapeuten beraten. Die im Buch enthaltenen Informationen ersetzen in keinem Fall ärztliche Hilfe oder Rat. Weder die Autoren noch der Verlag können für eventuelle Nachteile oder Schäden, die aus den im Buch gegebenen praktischen Hinweisen entstehen, eine Haftung übernehmen.

Ebenfalls erhältlich ...

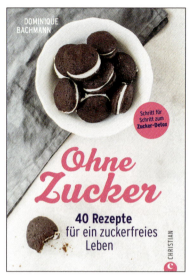

ISBN 978-3-95961-195-4

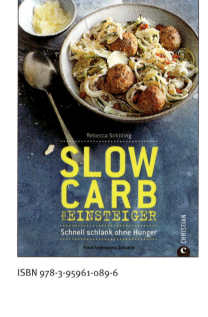

ISBN 978-3-95961-089-6

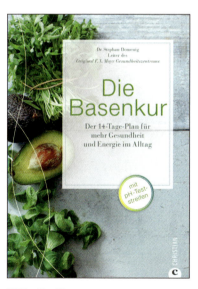

ISBN 978-3-86244-749-7

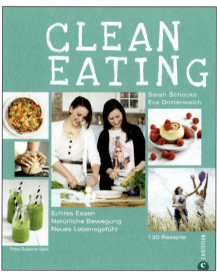

ISBN 978-3-86244-946-0

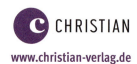

www.christian-verlag.de